Medicina de urgencias

PRÁCTICA CLÍNICA BASADA EN EVIDENCIA

Medicina de urgencias

PRÁCTICA CLÍNICA BASADA EN EVIDENCIA

PHILLIP M. STEPHENS, DHSC, PA-C

Assistant Professor
Campbell University School of Medicine
Southeastern Regional Medical Center
Emergency Medicine Residency Program

Adjunct Faculty, Doctorate of Health
Sciences Program
College of Graduate Health Studies
A.T. Still University

Associate Provider Site Director
Southeastern Regional Medical Center
Department of Emergency Medicine

JEFFREY A. KLEIN, MD, FACEP

Assistant Professor
Campbell University School of Medicine
Southeastern Regional Medical Center
Emergency Medicine Residency Program

GINA S. STEPHENS, DNP, FNP-BC

Associate Faculty University of Phoenix
Senior Associate Provider
Southeastern Regional Medical Center
Department of Emergency Medicine

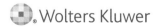

Philadelphia • Baltimore • New York • London
Buenos Aires • Hong Kong • Sydney • Tokyo

□ GENERAL

La gasometría arterial, o GA, es el estándar de oro para evaluar la condición respiratoria y las alteraciones ácido/base.[1]

Se utiliza la oximetría de pulso como apoyo para valorar tendencias y disminuir los procedimientos invasivos.[1]

Contraindicaciones absolutas para la toma de muestra:

Prueba de Allen anormal, infección local en el sitio, enfermedad vascular periférica grave o síndrome de Raynaud activo.[2]

El pH venoso es una alternativa aceptable para GA en el manejo inicial, con un alto grado de correlación con el pH arterial.[3]

■ EVALUACIÓN

1. Identifique el trastorno primario mediante el pH (pCO_2 = la presión de acidosis o alcalosis).[4]
2. Diferencie los componentes respiratorios y metabólicos por la pCO_2 y el HCO_3.
3. Valore la compensación.
4. Valore si hay hipoxemia.

Examine el pH:	Normal	7.35-7.45
	Acidosis	< 7.35
	Alcalosis	> 7.45
Examine la pCO_2:	Normal	35-45 (componente respiratorio)
	Alcalosis respiratoria	< 35
	Acidosis respiratoria	> 45
Examine el HCO_3:	Normal	24-26 (componente renal)
	Acidosis metabólica	< 24
	Alcalosis metabólica	> 26

Determine si existe compensación para el equilibrio pH.

Los sistemas pulmonar y renal suelen compensar para volver al pH normal.

Acidosis respiratoria ($\downarrow$pH: $\uparrow$pCO$_2$) HCO$_3$ elevado = Compensación
Alcalosis respiratoria ($\uparrow$pH: $\downarrow$pCO$_2$) HCO$_3$ disminuido = Compensación
Acidosis metabólica ($\downarrow$pH: $\downarrow$HCO$_3$) pCO$_2$ disminuido = Compensación
Alcalosis metabólica ($\uparrow$pH: $\uparrow$HCO$_3$) pCO$_2$ elevado = Compensación

Examine la pO$_2$:	Normal	80-100
	Hipoxemia	< 80

Regla 1 a 10:
En caso agudo: por cada 10 unidades que se eleva la **pCO$_2$**:
el pH disminuye en 0.08 (casi 1 unidad).
el HCO$_3$ se eleva en 1 en la acidosis (la pCO$_2$ se eleva) y **disminuye en 2 en la alcalosis** (la pCO$_2$ baja).
Ejemplo: dado un pH de base de 7.40 y pCO$_2$ 40
Hipoventilación, elevar la pCO$_2$ a 50: el pH bajará a 7.32
Hiperventilación, disminuir la pCO$_2$ a 30: el pH aumentará a 7.48

Método de ROME:

Respiratorio = Opuesto:	Metabólico = Equivalente:
pH $\uparrow$: pCO$_2$ $\downarrow$ (alcalosis)	pH $\uparrow$: HCO$_3$ $\uparrow$ (alcalosis)
pH $\downarrow$: pCO$_2$ $\uparrow$ (acidosis)	pH $\downarrow$: HCO$_3$ $\downarrow$ (acidosis)

Pacientes con diálisis/IRC tendrán valores bajos de HCO$_3$.[5]
La EPOC crónica puede tener un HCO$_3$ de 42 o aún más alto y pCO$_2$ de base de 100+.[6]

■ MANEJO
Trate la causa subyacente.

Referencia de interpretación de gasometría arterial

Rango normal:
pH 7.35-7.45, $PaCO_2$ 35-45 mm Hg, PaO_2 80-100 mm Hg, HCO_3 22-26 mEq/L

Trastorno	pH	Alteración primaria	Compensación
Acidosis respiratoria	↓	↑ PCO_2	↑ HCO_3
Alcalosis respiratoria	↑	↓ pCO_2	↓ HCO_3
Acidosis metabólica	↓	↓ HCO_3	↓ PCO_2
Alcalosis metabólica	↑	↑ HCO_3	↑ PCO_2

□ **GENERAL**

Acetaminofén (paracetamol) es la causa más común de insuficiencia hepática a partir de una sola ingesta o de repetidas ingestas supraterapéuticas.[1]

Ocurre por daño intencional (dosis única) o intentos terapéuticos, típicamente con fármacos que contienen acetaminofén.[2]

Hepatotoxicidad potencial:[3]

Ingesta única en dosis > o = 200 mg/kg o 10 g (lo que sea menor) en un periodo < 8 horas.

Ingesta repetida en edad > 6 años

≥ 200 mg/kg o 10 g (lo que sea menor) en un periodo < 24 horas

≥ 150 mg/kg o 6 g/d (lo que sea menor) en un periodo < 48 horas

≥ 100 mg/kg/d o 4 g/d si hay factores de riesgo (embarazo, etilismo crónico, ayuno, uso de isoniacida)

Ingesta repetida en edad < 6 años

≥ 200 mg/kg en un periodo de 24 horas

≥ 150 mg/kg/d en un periodo de 48 horas

≥ 100 mg/kg/d en un periodo de 72 horas

No hay hallazgos tempranos específicos. La sobredosis se presenta en cuatro fases después de la ingesta:[3]

Fase 1 (primeras 24 horas):	Asintomática. Puede tener síntomas no específicos (náusea, diaforesis, letargo, malestar general)
Fase 2 (24-72 horas):	Los síntomas pueden mejorar o desaparecer. Tiempo de protrombina prolongado y transaminasas elevadas
	El riesgo de hepatotoxicidad aumenta si se busca atención > 24 h después de la ingesta
Fase 3 (72-96 horas):	Máximo daño hepático. Los síntomas reaparecen o empeoran
	Puede haber malestar general, ictericia, insuficiencia renal, síntomas SNC como confusión
Fase 4 (96-14 días):	El paciente progresa a la muerte por insuficiencia de múltiples órganos o se recupera en 3 meses

■ EVALUACIÓN

Intente determinar la dosis consumida y si fue en combinación con otros fármacos, junto con el tiempo y razón de la ingestión.

Los adultos jóvenes suelen tener altas exposiciones a acetaminofén que no contiene opioides.[4]

Los adultos que alcanzan niveles tóxicos por exposición crónica suelen ser por dosis más bajas alcanzadas con opioides.[4]

Evalúe otros fármacos que pueden aumentar la hepatotoxicidad:[1]

Rifampicina, Isoniacida, Fenobarbital, Estatinas, Fibratos, AINES

Si se conoce el tiempo de la ingesta: consulte el nomograma de Rumack-Matthew para valorar el potencial de toxicidad.[5]

El nomograma no está indicado para:

Tiempo de ingesta desconocido

Ingesta supraterapéutica repetida

> 24 horas desde la única ingesta aguda

Si el tiempo se desconoce o hubo repetidas ingestas supraterapéuticas, use como guía el último periodo libre de ingesta.[5]

Pruebas de laboratorio:[3,6] nivel de acetaminofén 4 horas después de la ingesta (el nomograma de Rumack-Matthew guía el tratamiento)

Químicas y panel hepático (para ALT, AST, fosfatasa alcalina, bilirrubina)

TP/INR, TPP

BH (recuento de plaquetas, Hb)

GSA para el pH arterial

Amilasa sérica

Niveles de lactato

■ MANEJO

Ver también el capítulo 76.

En Estados Unidos, contacte al *Poison Control Center* (Nacional 800-222-1222)

Los niños < 7 años pueden monitorearse en casa si la ingesta fue < 200 mg/kg.[7]

Considere el carbón activado (CA) si < 4 horas después de la ingesta.[3,8]

(Las contraindicaciones incluyen: pacientes no capaces de proteger la vía aérea, vómito, ingestión adicional de un corrosivo o proconvulsivante).[3,8,9]

Algunas recomendaciones son administrarlo si < 1-2 horas o más de ingesta masiva.[3]

No hay hallazgos de que el CA interfiera de forma significativa con N-acetilcisteína (NAC),[3,10] 1 g/kg (dosis máxima 50 g).

La emesis inducida y el lavado gástrico son menos efectivos y no se recomiendan.[11]

Indicaciones para NAC[3,12] (de manera ideal < 8 horas: el antídoto para los efectos hepatotóxicos de los metabolitos no afectará los niveles de acetaminofén):[8]

- Acetaminofén 4 horas por encima de la línea de tratamiento del nomograma de Rumack-Matthew.
- Ingesta única > 150 mg/kg (dosis total de 7.5 g sin importar el peso)
- Si el nivel de acetaminofén no estará disponible > 8 horas después del tiempo de la ingesta.
- Tiempo desconocido de ingesta con concentraciones de acetaminofén > 10 mcg/mL
- Ingesta de acetaminofén y cualquier evidencia de lesión hepática (específicamente si hay una presentación tardía > 24 horas después de la ingesta).

Manejo en consulta con un centro de control de venenos o un toxicólogo.

Carga de dosis i.v. para adultos: 150 mg/kg en 200 mL de diluyente por 1 hora, seguidos por 50 mg/kg en 500 mL de diluyente por 4 horas, seguidos por 100 mg/kg en 1 000 mL de diluyente por 16 horas.[3]

Carga de dosis v.o. 140 mg/kg, seguidos por 70 mg/kg v.o. cada 4 horas por un total de 18 dosis.[3,13]

Existen protocolos i.v. de 20 horas y protocolos v.o. de 72 horas; tanto i.v. como v.o. parecen tener efectividad similar.[14]

Favorecer i.v. si: vómito, presencia de insuficiencia hepática, los pacientes rechazan v.o., contraindicaciones a v.o. (pancreatitis, obstrucción intestinal o íleo).

El tratamiento con NAC es el mismo en pacientes embarazadas (por lo regular i.v. debido al riesgo de vómito).[15]

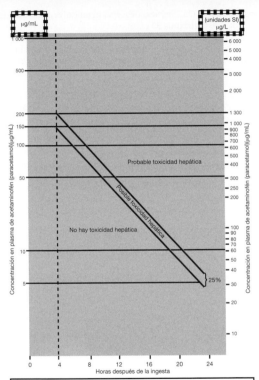

FV/TV SIN PULSO

Inicie RCP (30 compresiones: 2 respiraciones): oxígeno.

Conecte el desfibrilador; analice el ritmo (latido: rápido *vs.* lento; QRS: amplio *vs.* estrecho; ritmo: regular *vs.* irregular).

Fibrilación ventricular (FV)/taquicardia ventricular (TV) sin pulso son ritmos desfibrilables = 360 J (monofásico), 200 J (bifásico).

Si no es desfibrilable vaya al algoritmo asístole/actividad eléctrica sin pulso (AESP).

Si no hay pulso = RCP 2 minutos: presione fuerte/rápido (acceso i.v.).

Después de 2 minutos: FV/TV sin pulso son ritmos desfibrilables = 360 J monofásico, 200 J bifásico.

Adrenalina, 1 mg i.v./i.o. cada 3-5 minutos

Considere vía aérea avanzada

RCP 2 minutos

FV/TV sin pulso son ritmos desfibrilables = 360 J (monofásico), 200 J (bifásico).

Amiodarona 300 mg i.v. en bolo

Segunda dosis, 150 mg i.v. en bolo

Considere las causas reversibles:

Hipovolemia	Neumotórax a tensión	Hipotermia
Hipoxia	Taponamiento (cardiaco)	
Hidrógeno (iones de) (acidosis)	Toxinas	
Hipo o hiperpotasiemia	Trombosis: pulmonar o cardiaca	

ASISTOLIA/AESP

TV/TV sin pulso[1] no desfibrilables

RCP 2 minutos = Acceso i.v.

Adrenalina, 1 mg i.v./i.o. cada 3-5 minutos

Tratar las causas reversibles

BRADICARDIA CON PULSO

FC < 50 (sin embargo, en la práctica clínica, una FC ≤ 40 por lo regular debe alertarle de que el paciente debe ser examinado con rapidez).

Mantenga la vía aérea: O_2 si hay hipoxia.

Monitoree: acceso i.v.: ECG: si el paciente está *estable*, continúe la monitorización.
Valore la estabilidad.

    ¿Hipotensión?
    ¿Cambios agudos en el estado mental?
    ¿Shock?
    ¿Dolor torácico?
    ¿Insuficiencia cardiaca?

BRADICARDIA INESTABLE

Atropina, 0.5 mg i.v. en bolo; repita cada 3-5 min (máximo 3 mg).
Si no es efectivo: marcapasos transcutáneo
o
Infusión de dopamina, 2-20 mcg/kg/min
o
Infusión de adrenalina, 2-10 mcg/min

TAQUICARDIA

FC > 150
Trate la causa subyacente: O_2 si hay hipoxia: monitorice.
Cardioversión sincronizada si el paciente es inestable (es decir, hipotensión, cambios
    agudos en el estado mental, shock, dolor torácico, insuficiencia cardiaca).
Si el paciente está estable: complejos QRS anchos
    Considere adenosina sólo si es monomórfico regular.
    Considere infusión antiarrítmica–procainamida.
    Considere consulta con el especialista.
Si el paciente está estable: complejo estrecho
    Maniobras vagales
    Adenosina (si es regular)
    β-bloqueador o bloqueador del canal del calcio (monitorice de manera estrecha la
        presión sanguínea con el bloqueador del canal del calcio).
    Considere consulta con el especialista.

Algoritmo de paro cardiaco para adulto–Actualización 2015

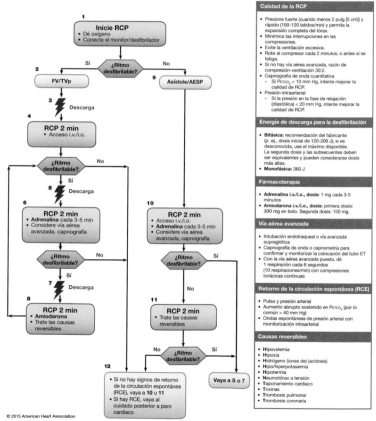

Calidad de la RCP

- Presione fuerte (cuando menos 2 pulg [5 cm]) y rápido (100-120 latidos/min) y permita la expansión completa del tórax.
- Minimice las interrupciones en las compresiones.
- Evite la ventilación excesiva.
- Rote al compresor cada 2 minutos, o antes si se fatiga.
- Si no hay vía aérea avanzada, razón de compresión-ventilación 30:2.
- Capnografía de onda cuantitativa
  - Si PETCO₂ < 10 mm Hg, intente mejorar la calidad de RCP.
- Presión intraarterial
  - Si la presión en la fase de relajación (diastólica) < 20 mm Hg, intente mejorar la calidad de RCP.

Energía de descarga para la desfibrilación

- **Bifásica:** recomendación del fabricante (p. ej., dosis inicial de 120-200 J); si es desconocida, use el máximo disponible. La segunda dosis y las subsecuentes deben ser equivalentes y pueden considerarse dosis más altas.
- **Monofásica:** 360 J

Farmacoterapia

- **Adrenalina i.v./i.o., dosis:** 1 mg cada 3-5 minutos
- **Amiodarona i.v./i.o., dosis:** primera dosis: 300 mg en bolo. Segunda dosis: 150 mg.

Vía aérea avanzada

- Intubación endotraqueal o vía avanzada supraglótica
- Capnografía de onda o capnometría para confirmar y monitorizar la colocación del tubo ET
- Con la vía aérea avanzada puesta, dé 1 respiración cada 6 segundos (10 respiraciones/min) con compresiones torácicas continuas

Retorno de la circulación espontánea (RCE)

- Pulso y presión arterial
- Aumento abrupto sostenido en PETCO₂ (por lo común > 40 mm Hg)
- Ondas espontáneas de presión arterial con monitorización intraarterial

Causas reversibles

- Hipovolemia
- Hipoxia
- Hidrógeno (iones de) (acidosis)
- Hipo/hiperpotasiemia
- Hipotermia
- Neumotórax a tensión
- Taponamiento cardiaco
- Toxinas
- Trombosis pulmonar
- Trombosis coronaria

© 2015 American Heart Association

Algoritmo de taquicardia adulta con algoritmo de pulso

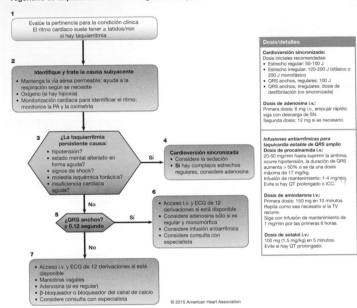

1
Evalúe la pertinencia para la condición clínica
El ritmo cardiaco suele tener ≥ latidos/min
si hay taquiarritmia

2
Identifique y trate la causa subyacente
- Mantenga la vía aérea permeable; ayude a la respiración según se necesite
- Oxígeno (si hay hipoxia)
- Monitorización cardiaca para identificar el ritmo; monitorice la PA y la oximetría

3
¿La taquiarritmia persistente causa:
- hipotensión?
- estado mental alterado en forma aguda?
- signos de shock?
- molestia isquémica torácica?
- insuficiencia cardiaca aguda?

Sí →

4
Cardioversión sincronizada
- Considere la sedación
- **Si** hay complejos estrechos regulares, considere adenosina

No ↓

5
¿QRS anchos?
≥ 0.12 segundo

Sí →

6
- Acceso i.v. y ECG de 12 derivaciones si está disponible
- Considere adenosina sólo si es regular y monomórfica
- Considere infusión antiarrítmica
- Considere consulta con especialista

No ↓

7
- Acceso i.v. y ECG de 12 derivaciones si está disponible
- Maniobras vagales
- Adenosina (si es regular)
- β-bloqueador o bloqueador del canal de calcio
- Considere consulta con especialista

Dosis/detalles

Cardioversión sincronizada:
Dosis iniciales recomendadas:
- Estrecho regular: 50-100 J
- Estrecho irregular: 120-200 J bifásico o 200 J monofásico
- QRS anchos, regulares: 100 J
- QRS anchos, irregulares: dosis de desfibrilación (no sincronizada)

Dosis de adenosina i.v.:
Primera dosis: 6 mg i.v., empujar rápido; siga con descarga de SN.
Segunda dosis: 12 mg si es necesario.

Infusiones antiarrítmicas para taquicardia estable de QRS amplio
Dosis de procainamida i.v.:
20-50 mg/min hasta suprimir la arritmia, ocurre hipotensión, la duración de QRS aumenta > 50% o se da una dosis máxima de 17 mg/kg.
Infusión de mantenimiento: 1-4 mg/min. Evite si hay QT prolongado o ICC.

Dosis de amiodarona i.v.:
Primera dosis: 150 mg en 10 minutos. Repita como sea necesario si la TV recurre.
Siga con infusión de mantenimiento de 1 mg/min por las primeras 6 horas.

Dosis de sotalol i.v.:
100 mg (1.5 mg/kg) en 5 minutos.
Evite si hay QT prolongado.

© 2015 American Heart Association

Algoritmo del manejo del paciente adulto con taquicardia con pulsos

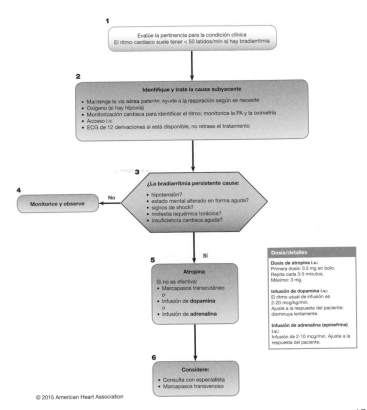

1

Evalúe la pertinencia para la condición clínica
El ritmo cardiaco suele tener < 50 latidos/min si hay bradiarritmia

2

Identifique y trate la causa subyacente

- Mantenga la vía aérea patente; ayude a la respiración según se necesite
- Oxígeno (si hay hipoxia)
- Monitorización cardiaca para identificar el ritmo; monitorice la PA y la oximetría
- Acceso i.v.
- ECG de 12 derivaciones si está disponible; no retrase el tratamiento

3 ¿La bradiarritmia persistente causa:

- hipotensión?
- estado mental alterado en forma aguda?
- signos de shock?
- molestia isquémica torácica?
- insuficiencia cardiaca aguda?

4 Monitorice y observe ← No

Sí

5

Atropina

Si no es efectiva:
- Marcapasos transcutáneo
  o
- Infusión de **dopamina**
  o
- Infusión de **adrenalina**

6

Considere:

- Consulta con especialista
- Marcapasos transvenoso

Dosis/detalles

Dosis de atropina i.v.:
Primera dosis: 0.5 mg en bolo.
Repita cada 3-5 minutos.
Máximo: 3 mg.

Infusión de dopamina i.v.:
El ritmo usual de infusión es
2-20 mcg/kg/min.
Ajuste a la respuesta del paciente;
disminuya lentamente.

**Infusión de adrenalina (epinefrina)
i.v.:**
Infusión de 2-10 mcg/min. Ajuste a la
respuesta del paciente.

☐ GENERAL

Las directrices de soporte vital cardiaco avanzado (SVCA) son revisadas de forma
continua y se emiten formalmente cada 5 años.

Una RCP excelente (presione fuerte, rápido) con pocas interrupciones y la desfibrilación
temprana de los ritmos desfibrilables son la base de las recomendaciones.[1]

Se deben hacer todos los esfuerzos para no interrumpir la RCP (circulación-vía
aérea-respiración: C-A-B).

A menudo se sobreventila a los pacientes en paro, lo que compromete el gasto cardiaco.[2]

Sin vía aérea avanzada: razón de compresión a ventilación 30:2.

Vía aérea avanzada: 8 a 10 ventilaciones asincrónicas por minuto.

La vía aérea avanzada (intubación ET) no tiene ventaja sobre la ventilación por bolsa-
válvula-mascarilla (BVM).[3]

Tasa de supervivencia con pronóstico neurológico favorable más alta con BVM en un
estudio prospectivo.[3]

Los estudios sustentan que un enfoque básico al manejo de las vías aéreas es
aceptable, aunque algunos son observacionales con limitaciones.

■ EVALUACIÓN

Inicie RCP.
Administre oxígeno.
Conecte el monitor/desfibrilador.
Analice el ritmo.

■ MANEJO

Siga las directrices SVCA.

Decida si se interrumpen los esfuerzos de reanimación.

La muerte en el hospital es más probable en presencia de estas cuatro condiciones:[4]

1. Pacientes > 75 años
2. Paro no presenciado
3. Reanimación > 10 minutos
4. El ritmo cardiaco inicial no es TV o FV.

Criterios predictivos de una menor oportunidad de supervivencia en el paro
extrahospitalario:[5]

1. Paro extrahospitalario no presenciado
2. Ritmo inicial no desfibrilable
3. No hay circulación espontánea antes de la tercera dosis de adrenalina

☐ GENERAL

Factores de riesgo:

Infarto al miocardio (IM) previo–enfermedad arterial coronaria (EAC)–estilo de vida sedentario–obesidad–tabaquismo–hipertensión arterial sistémica (HAS)–dislipidemias–DM–Hx familiar (evento CV < 55 años hombres/< 65 años mujeres)–insuficiencia renal crónica–enfermedad vascular[1,2]

El consumo de cocaína eleva en gran medida el riesgo de IM dentro de los primeros 60 minutos de uso.[3]

El consumo regular de cocaína se asocia con un aumento en el riesgo no fatal.[3]

Molestia opresiva en el área retroesternal en reposo o con ejercicio mínimo[3]

Disnea[3]

■ EVALUACIÓN

Valore el riesgo de dolor isquémico agudo.

Factores de riesgo: características del dolor–antecedentes personales patológicos, familiares o sociales[3]

Los rasgos clínicos por sí solos son insuficientes para el diagnóstico y tienen un papel limitado.[3,4]

Valore el uso de AAS (ácido acetilsalicílico) y otros medicamentos.

AAS reduce el riesgo de IM.[3]

Sildenafil junto con la administración de nitratos está contraindicado debido a una posible hipotensión refractaria.[3]

Exploración física: valore la etiología del dolor y/o insuficiencia cardiaca.[3]

Considere: aneurisma aórtico, embolia pulmonar, neumotórax, rotura esofágica, úlcera perforada, pericarditis, taponamiento cardiaco, pleuritis.

Pruebas diagnósticas:

ECG (al ingreso, repita en intervalos de 15-30 minutos si no hay diagnóstico y el paciente sigue sintomático).[5]

Monitoreo continuo del ECG.

Troponina (se aprecian elevaciones 3-6 horas después del inicio de los síntomas).

Las pruebas para identificar las comorbilidades y guiar el manejo son:[6]

Radiografía de tórax portátil

Biometría hemática (BH)

Química básica y electrolitos

Tiempo de protrombina (TP), tiempo de tromboplastina parcial activada (TTPA)

Magnesio

Cateterismo cardiaco inmediato en el SCA sin elevación del segmento ST y angina refractaria, inestabilidad hemodinámica o eléctrica[6]

Cateterismo cardiaco inmediato con intervención coronaria percutánea (ICP) si está disponible en la elevación de ST[7]

■ MANEJO

Terapia antiplaquetaria: AAS, 162-365 mg (masticada)[6]

Nitroglicerina: 0.3-0.4 mg sublingual c/5 min hasta 3 dosis.

Seguidos por nitratos i.v. si el dolor persiste, HAS o hay insuficiencia cardiaca (evite en pacientes hipotensos o que han tomado un fármaco inhibidor de la fosfodiesterasa para la disfunción eréctil en las 24 horas previas).

Oxígeno: sólo si la saturación es < 94%[8,9]

Morfina: como sea razonable para el dolor

β-bloqueador: v.o. las primeras 24 horas a menos que esté contraindicado (no hay insuficiencia cardiaca, bajo gasto cardiaco o riesgo de shock cardiogénico que se eleva con la edad > 70 años, PA sistólica < 120, taquicardia > 110, FC < 60), o contraindicaciones relativas, como bloqueo cardiaco o asma.

No hay ensayos controlados aleatorizados que aborden en específico el SCA sin elevación del ST [se conocen beneficios en el IM y no hay un efecto adverso en síndrome coronario agudo sin elevación del ST (SCASEST)].

Metoprolol (fracción de eyección del VI [FEVI] > 40%): agente preferido porque es cardioselectivo

Angina inestable: 2.5-5 mg i.v. c/5 min hasta un total de 15 mg, después 25-50 mg v.o. 15 minutos más tarde

HAS: 25-100 mg v.o. c/24 h

Carvedilol (FEVI < 40%)

HAS: 6.25 mg v.o. 2 veces al día (puede aumentarse c/12 sem a 12.5 mg v.o. 2 veces al día, y después 12.5 mg 2 veces al día, y después 25 mg 2 veces al día)

Esmolol:

Difícil control de la FC (disección/FA/flutter auricular: dosis de carga 500 mcg/kg i.v. durante 1 minuto, después 50 mcg/kg/min; se puede aumentar la dosis de mantenimiento en 50 mcg/kg/min c/4 min prn-máximo: 300 mcg/kg/min

Labetelol (fármaco de elección para HAS):

Emergencia hipertensiva: inicie con 10-20 mg i.v. × 1; después 40-80 mg i.v. c/10 min; máximo: 300 mg/dosis total o infusión i.v. de 0.5-2 mg/min.

Bloqueadores del canal de calcio: en pacientes con contraindicaciones para β-bloqueadores y presencia de isquemia, a menos que haya una disfunción importante del VI, riesgo aumentado de shock cardiogénico, intervalo PR > 0.24 segundos, o bloqueo AV sin marcapasos.

Diltiazem para el control del ritmo fibrilación auricular (FA):

FA: 0.2 mg/kg i.v. × 1 (**20 mg en adultos**) durante 2 minutos

Se puede repetir a 0.35 mg/kg (25 mg en adultos) i.v. × 1 tras 15 minutos

Se puede seguir con infusión i.v. de 5-15 mg/h durante < 24 horas para el control del ritmo ventricular

Inhibidor de ECA/estatinas: recomendados para la atención hospitalaria inicial pero no i.v. dentro de las primeras 24 horas debido a riesgo de hipotensión.

No es frecuente el uso de este medicamento durante la recuperación inicial en el servicio de urgencias.

Anticoagulación:

Heparina, 50-60 unidades/kg i.v. (máximo 4 000 unidades), después infusión de 12 unidades/kg/h (máximo 1 000 unidades/h) con o sin posible ICP

Enoxaparina sódica, 1 mg/kg subcutáneo con AAS (angina inestable, IM sin onda Q, si no hay ICP)

Agentes antiplaquetarios

Prasugrel, 60 mg v.o. de carga y después 10 mg/d con AAS

Clopidogrel, 300 mg v.o. de carga y después 75 mg/d con AAS

Ticagrelor, 180 mg v.o. de carga y después 90 mg 2 veces al día

Electrolitos (magnesio/potasio):[10]

No hay ensayos controlados aleatorizados que reporten beneficios, aunque los estudios en cohorte demuestran menor mortalidad con K^+ 3.5 a < 4.5 mEq/L.

Manejo de la arritmia:

Amiodarona:

TV/FV sin pulso: 300 mg en bolo rápido i.v. (siga las actuales directrices de SVCA).

TV estable: 150 mg i.v. durante 10 minutos, después 1 mg/min durante 6 horas

Prevención de las arritmias ventriculares: 800-1 600 mg/d

Procainamida es una alternativa: 20 mg/min hasta que se reestablezca el ritmo, hipotensión, prolongación del QRS > 50% o un total de 1.2 g administrado a un paciente adulto.

Agentes presores:

Dopamina: inicie con 5 mcg/kg/min. Aumente por razón necesaria en incrementos de 5-10 mcg/kg/min a intervalos de 10 minutos. Máximo: 50 mcg/kg/min.

Estratificación de riesgo:
Escala HEART de estratificación de riesgo

	Historial	Altamente sospechoso	2
		Moderadamente sospechoso	1
		Ligeramente sospechoso	0
	ECG	Depresión de ST significativa	2
		No específico	1
		Normal	0
	Años de edad	> o = 65	2
		45-65	1
		< o = 45	0
	Riesgo (factores de)	> o = 3	2
		1 o 2	1
		Ninguno	0
	Troponina	> o = 3 × normal	2
		1-3 × normal	1
		< o = normal	0
Puntuación 1-2		Riesgo 1.6%	Recomienda el alta
Puntuación 4-6		Riesgo 13%	Observación vs. admisión y repetir ECG
Puntuación 7-10		Riesgo 50%	Admisión

BRI NORMAL	SGARBOSSA-ISQUEMIA
V1 S PROFUNDA EN V1	DEPRESIÓN ST CONCORDANTE ≥ 1 mm en V1, V2 o V3
V1 QRS > 120 ms	ELEVACIÓN EN EXCESO DISCORDANTE ≥ 5 mm o ELEVACIÓN ST/ONDA S ≥ 0.25 mm
V6 ONDA R AMPLIA, PUEDE TENER UNA MUESCA "M" EN I, aVL, V5, V6	ELEVACIÓN DE ST CONCORDANTE ≥ 1 mm

Composición de la escala HEART para el dolor torácico en pacientes en el servicio de urgencias.

Escala HEART para pacientes con dolor torácico		Puntuación
Historia	Altamente sospechoso	2
	Moderadamente sospechoso	1
	Ligeramente sospechoso	0
ECG	Depresión significativa de ST	2
	Alteración de repolarización no específica	1
	Normal	0
Años de edad	≥ 65 años	2
	45-65 años	1
	< 45 años	0
Riesgo (factores de)	≥ 3 factores de riesgo o historia de enfermedad arteriosclerótica	2
	1 o 2 factores de riesgo	1
	Sin factores de riesgo conocidos	0
Troponina	> 2 × límite normal	2
	1-2 × límite normal	1
	≤ límite normal	0

Puntuación 1-2	Riesgo 1.6%	Evalúe dar el alta	Total _____
Puntuación 4-6	Riesgo 13%	Observación, admisión y X-ECG	
Puntuación 7-10	Riesgo 50%	Admisión	

☐ GENERAL

< 4-6 semanas = aguda

> 6 semanas a 3 meses = subaguda/crónica

El reconocimiento inmediato de etiologías graves (cauda equina/absceso epidural espinal [AEE]) de la lumbalgia mejora el pronóstico.[1]

Bandera roja: enfermedad subyacente: edad > 50 años, cáncer, pérdida de peso, dolor que dura > 1 mes, dolor nocturno, no responde a tratamiento previo[2] (el consumo de drogas, la infección bacteriana y la fiebre aumentan el riesgo de infección espinal).

Bandera roja: <u>síndrome de cauda equina</u> (emergencia quirúrgica = se requiere descompresión)

> Déficit motor o sensorial progresivo
>
> Debilidad en las piernas
>
> Anestesia en silla de montar
>
> Dificultad para orinar
>
> Incontinencia fecal
>
>> (la disfunción del intestino y la vejiga son un hallazgo tardío presente en la mitad de los pacientes).[3]

Bandera roja: <u>absceso epidural espinal</u> (AEE). Tríada clásica (presente en una pequeña proporción de los pacientes):[4]

> Fiebre
>
> Dolor focal del proceso espinoso
>
> Déficits neurológicos (sensoriales/motores)

Sospeche de la secuencia del AEE:[5]

> Dolor de espalda focal grave, dolor de la raíz nerviosa (en descargas), debilidad motora (sensorial, disfunción de intestino/vejiga), parálisis (factores predisponentes: cirugía espinal reciente, uso de drogas i.v., tatuaje reciente, inmunodeprimido, DM)

■ EVALUACIÓN

La lumbalgia aguda no requiere pruebas de laboratorio en la mayoría de los pacientes.

Déficits neurológicos progresivos: RM urgente o emergente (los pacientes en quienes se sospecha AEE o cáncer requieren RM de toda la columna).

Sospecha de AEE: VSG/PCR para evaluar la viabilidad de RM.[6,7]

VSG (y PCR) tiene buena sensibilidad para diferenciar la necesidad de pruebas de imagen.[8]

Considere examen general de orina, BH, hemocultivo según la presentación.

Por lo general no se evalúa el LCR.

Las pruebas de imagen en lumbalgia no específica sin síntomas asociados (AEE/cauda equina/cáncer) no demuestran mejorar el pronóstico.[9]

La mayoría de las lumbalgias < 4 semanas de duración no requieren pruebas de imagen si no hay síntomas graves asociados.[10]

Signo de Waddell para el dolor no orgánico:

Sobrerreacción durante la exploración

Dolor a la palpación superficial o diseminada

Elevación de la pierna recta inconsistente y distraída (sentado/supino)

Déficits neurológicos inexplicables

La carga axial simulada (presión en la coronilla) produce dolor.[11]

Otras pruebas de distracción como la "Prueba del golpe de talón" pueden demostrar evidencia no orgánica de dolor para ganancia secundaria.[12]

Consideraciones para las pruebas de imagen:[13]

Edad < 20 o > 50 años	Traumatismo significativo
Dolor que no cede, no mecánico o torácico	Herida penetrante
Pérdida inexplicable de peso	Deformidad de la columna
Síntomas neurológicos diseminados	Involucramiento de la raíz nerviosa
Fiebre o apariencia tóxica	Inmunocomprometidos (esteroides, VIH, cáncer)

■ MANEJO

No se suele recomendar reposo en cama para la lumbalgia aguda. Se prefiere que el paciente permanezca un poco activo.[14]

AINE/relajantes musculares

Se consideran los opioides para el dolor grave o debilitante si se usan de manera juiciosa.

Evalúe el uso de narcóticos del paciente a través de la *State Narcotic Database* antes de prescribir estos fármacos.

□ GENERAL

El consumo crónico de etanol produce tolerancia y dependencia.[1]

La tolerancia biológica puede producir síntomas de abstinencia incluso con niveles de etanol significativos.[2]

Abstinencia menor (6-36 horas después de la última ingesta): dolor de cabeza, ligera ansiedad, temblores, palpitaciones, estado mental normal[2]

Convulsiones (6-48 horas después de la última ingesta): tónico-clónicas, periodo posictal corto, estado epiléptico raro[2]

Alucinaciones por etanol (12-48 horas después de la última ingesta): alucinaciones visuales o auditivas, orientación intacta, signos vitales normales[2]

Delirium tremens (DT) (48-96 horas después de la última ingesta): delirio, agitación, hipertensión, taquicardia, diaforesis, fiebre[2]

Las convulsiones por abstinencia pueden ocurrir tan pronto como 2 horas después de la ingesta.[3]

El papel de los anticonvulsivantes no es claro; si no se trata puede progresar a *delirium tremens* en 1/3 de los pacientes.[3]

▧ EVALUACIÓN

Historia de consumo de bebidas alcohólicas y última ingesta

Cronicidad e historia de síntomas de abstinencia

Exploración física para buscar evidencia del espectro clínico de abstinencia:

Agitación variable ligera—taquicardia—temblores ligeros—estado mental normal

Después, las alucinaciones son posibles sin delirio.

Después, convulsiones, aunque éste puede ser el síntoma de presentación (únicas, sin fase posictal prolongada).

Los *delirium tremens* son la complicación más grave.

Considere presencia de encefalopatía de Wernicke (deficiencia de tiamina) si:[4]

Nistagmos—estado mental alterado—anomalías del nervio craneal—alteración de la marcha.

Factores de riesgo para DT:[5]

Historia de consumo sostenido de etanol

Antecedentes de DT

Edad > 30 años

Síntomas de abstinencia en presencia de concentraciones elevadas de etanol

Presencia de comorbilidades

Periodo prolongado desde la última bebida, pero con síntomas de abstinencia

☐ GENERAL

Inflamación tisular localizada súbita y de resolución espontánea debida a un filtrado de plasma en el espacio intersticial.[1]

Puede acompañarse de urticaria (histaminérgico).[1]

Por lo general afecta el tejido conectivo laxo (cara, labios, extremidades, genitales, pared intestinal).

Inicio rápido; no involucra las áreas dependientes de la gravedad, como en el edema crónico.

El histaminérgico es el más común.[1]

Idiopático—alérgico—inducido por fármacos

Puede acompañarse de urticaria.

Suele responder a los antihistamínicos (es decir, es inducido por alergia).

Angioedema no histaminérgico[1,2]

No hay urticaria ni síntomas alérgicos.[2]

Su desarrollo es más lento (24-36 horas), su curso es más prolongado.

Se relaciona con un disparador, menos sorpresivo (es decir, el inducido por el inhibidor de ECA puede ocurrir después de semanas o años de uso).

Puede involucrar la vía de la bradicinina y no responder a los antihistamínicos.

La anafilaxia o choque anafiláctico es un angioedema asociado con hipotensión y compromiso respiratorio.[1]

■ EVALUACIÓN

Evalúe la vía aérea.

Identifique las posibles causas (inhibidores de la ECA, AINE, picaduras de insectos).

Los síntomas de reacción alérgica (activación de los mastocitos-urticaria, prurito, engrosamiento de garganta) limita la causa a ingestiones o exposiciones.[1,3]

Los síntomas sin urticaria y que no responden a los antihistamínicos pueden estar mediados por la bradicina (inhibidor de la ECA, deficiencia adquirida del inhibidor de C1).[1]

Por lo general, el diagnóstico es clínico. Las pruebas diagnósticas pueden no ser útiles en un cuadro agudo.[1]

Si hay un disparador crónico o poco claro, considere:

Biometría hemática (BH)

Química sanguínea (QS)

PCR o VSG (pueden estar elevados durante el proceso infeccioso o inducidos por el inhibidor de la ECA).[4]

Complemente con proteína C4.

Una C4 disminuida sugiere una deficiencia en el inhibidor de C1 hereditaria o adquirida.

TSH

Laringoscopia fibroóptica si está disponible, para valorar el angioedema de vía aérea.[1]

TC de abdomen/pelvis si hay sospecha de involucramiento de la pared intestinal (inducido por el inhibidor de la ECA–el angioedema asociado con dolor abdominal suele sugerir un angioedema hereditario).[5,6]

Ascitis—engrosamiento o enderezamiento de la pared del intestino delgado.

■ MANEJO

Asegure la vía aérea si está comprometida (anafilaxia).[7]

Adrenalina (1 mg/mL) 0.3-0.5 i.m.; puede repetir cada 5-15 minutos.

Puede usar una infusión i.v. (0.1 mcg/kg/min) si no hay respuesta.

Líquidos intravenosos

Oxígeno

Nebulización con salbutamol

Vasopresores

Glucagón (los pacientes que toman β-bloqueadores pueden no responder a adrenalina) (1-5 mg i.v. durante 5 minutos–después infusión 5-15 mcg/min).

Alérgico (urticaria): detenga la causa.

Antihistamínicos H1 (difenhidramina, 25-50 mg i.v.)

Glucocorticoides (metilprednisolona, 125 mg i.v.–prednisona 20-40 mg v.o. diario por 5-7 días)

Adrenalina (0.3-0.5 mg i.m.); (0.01 mg/kg–máximo 0.5 mg por cada dosis). Puede repetir en 5-15 minutos.

Antihistamínicos H2 (ranitidina, 50 mg i.v.)

No histaminérgico: angioedema hereditario o adquirido conocido

Concentrado de inhibidor de C1

No histaminérgico: mediado por el inhibidor de ECA; suspenda la medicación.

Tratamiento de apoyo

Observe a los pacientes que no requieren admisión para mejorar.

TOBILLO/PIE DE OTTAWA

Aplica a pacientes adultos con dolor debido a traumatismo (contusión, torcedura, caída, golpe directo).[1]

No aplica a pacientes < 18 años, lesión cutánea aislada, lesión > 10 días, intoxicación, herida en la cabeza, múltiples lesiones dolorosas o sensibilidad disminuida debido a déficit neurológico.

La radiografía de tobillo se requiere sólo si hay dolor en el área maleolar Y

Dolor a la palpación del hueso en el borde posterior o la punta de

Maléolo lateral O

Maléolo medio O

Incapacidad para soportar peso tanto de inmediato como en el servicio de urgencias.

La radiografía de pie se requiere sólo si el dolor es en el mediopié Y/O

Hay dolor a la palpación en la base del quinto metatarsiano o en el hueso navicular O

No puede soportar peso tanto de inmediato como en el servicio de urgencias.

RODILLA DE OTTAWA

Radiografía de la lesión aguda de rodilla si [2]

> 55 años

Dolor a la palpación en la cabeza del peroné

Dolor a la palpación aislado en la rótula

Incapacidad para flexionar la rodilla a 90°

Incapacidad para soportar peso tanto de inmediato como en el servicio de urgencias (definida como cuatro pasos con la capacidad de transferir el peso dos veces a cada pierna, de modo independiente de la cojera)

Criterios de exclusión:

< 18 años	nivel de conciencia alterado
Lesión cutánea aislada	paraplejia
Lesión > 7 días	lesiones múltiples
Revaloración de lesión reciente	

RODILLA DE PITTSBURGH

Parece más específica que las reglas de Ottawa sin pérdida de sensibilidad.[3]

<u>Radiografía de la lesión de la rodilla si</u>

Edad < 12 años o > 50 años en caída o lesión por fuerza directa

Edad 12-50 en caída e incapaz de caminar cuatro pasos soportando peso en servicio de urgencias

Criterios de exclusión:

Lesiones > 6 días de evolución

Sólo abrasiones y laceraciones superficiales

Cirugías previas en la misma rodilla

Revaloración de la misma lesión (repetir visita)

Fuera de estas reglas, no olvide evaluar el tobillo en busca de lesión del tendón de Aquiles con la prueba de Thompson (con el paciente acostado en pronación, pídale que relaje la pierna mientras usted la sostiene, y apriete la pantorrilla para evaluar la flexión plantar).

Para evaluar la rodilla por una lesión del tendón patelar (es decir, ver si el paciente puede extender la rodilla).

☐ GENERAL

Dificultad para controlar la preocupación/ansiedad durante la mayoría de los días, por al menos 6 meses (trastorno de ansiedad generalizado)[1]
Patrón de tiempo típico:

10-15 minutos antes del evento estresante (disparador de percepción) = **Trastorno de pánico**

10-15 minutos antes del evento estresante (disparador específico: arañas, sangre) = **Fobia**

Días después del evento traumático = **Trastorno de estrés agudo**

Un mes o más tras el evento traumático = **Trastorno de estrés postraumático (TEPT)**

Todo el tiempo = **Trastorno de ansiedad generalizado**

■ EVALUACIÓN

Pregunte sobre el consumo de drogas.[2]
Considere depresión, trastorno bipolar, psicosis o abstinencia alcohólica, benzodiacepinas, hipnóticos sedantes, opiáceos.
Considere hipertiroidismo, trastornos cardiopulmonares, lesión cerebral traumática, convulsiones, feocromocitoma.[3]
Asegúrese de que el paciente no tenga ideas suicidas u homicidas.
Sistemas de puntuación útiles: GAD-7 y Hamilton (HAM-A)[4,5]

■ MANEJO

Medicamentos generales de emergencia:

Lorazepam, 1-2 mg i.v./i.m[6]

Hidroxizina, 50-100 mg v.o. 4 veces al día[7]

Olanzapina, 5-10 mg i.m. (agitación, trastorno bipolar)[8]

Haloperidol, 2-5 mg i.m. (agitación, esquizofrenia); puede readministrar c/60 minutos si es necesario.[9]

Combinación típica: Ativan (lorazepam), 1 mg y Zyprexa (olanzapina), 10 mg (se recomienda no dar más de 1 mg de lorazepam en combinación con Zyprexa).
Inhibidores de la recaptura de serotonina (IRS): primera línea para trastornos de pánico:

Citalopram, inicie con 10 mg/d y ajuste de forma gradual a 20-40 mg/d.

Sertralina, inicie con 25 mg/d y ajuste de modo gradual a 100-200 mg/d.
Refiera a un especialista en salud mental.

Ingrese al paciente si hay:[10]
> Ideas suicidas agudas
> Abuso de sustancias que requieren desintoxicación
> Trastorno de pánico grave cuando el tratamiento ambulatorio no es eficaz o es poco práctico.

Se ha estudiado el uso de ketamina para el tratamiento de la agitación grave (1 mg/kg i.v. o 3 mg/kg i.m.).[11]

☐ GENERAL

Inflamación de la vía aérea que deriva en una respuesta exagerada con obstrucción de la vía aérea.[1]

Las mediciones máximas de flujo aéreo valoran la gravedad.[2]

Flujo máximo < 50% del nivel basal indica un ataque grave.

Los factores de riesgo de mortalidad incluyen: admisiones previas por asma— > 3 visitas a servicio de urgencias anuales—administración reciente de esteroides— uso de un frasco de broncodilatador dosificado completo al mes— historia de intubación—consumo de drogas ilícitas—comorbilidades.

Síntomas: tos, sibilancias, rigidez torácica, disnea.

■ EVALUACIÓN

La exploración puede ser normal; las sibilancias aumentan la probabilidad de presencia de asma, pero pueden estar ausentes.[1]

El diagnóstico se basa en la historia clínica, la exploración física y la espirometría.[1]

Tasa de flujo expiratorio máximo (TFEM):

Más útil como herramienta de monitoreo que para el diagnóstico[1]

Oximetría de pulso

No se requiere radiografía de tórax, a menos que haya sospecha de un padecimiento subyacente, como un neumotórax.[1]

La BH puede mostrar leucocitosis leve o eosinofilia.

La taquiapnea, la taquicardia, el uso de músculos accesorios y la dificultad respiratoria indican una grave obstrucción del flujo aéreo, pero no son indicadores sensibles de un ataque grave, porque hasta 50% de los casos de enfermedad grave no presentará estas anomalías.[3,4]

■ MANEJO

Planes de autocuidado:[3]

Beta agonista de acción corta salbutamol (albuterol) (BAAC) por inhalador o tratamiento de nebulización

Buena respuesta: no hay sibilancias o disnea y TFEM > 80% predicha.

Seguimiento rutinario

Continuar con BAAC

Considere un curso corto de esteroides (prednisona, 40 mg v.o. diarios × 3 días como dosis de refuerzo).

Respuesta incompleta: sibilancia y disnea persistentes, y TFEM 50-79% predicha

Añada un curso esteroide sistémico v.o. (considere un ajuste de dosis a 12 días).

Continuar con BAAC

Vigilancia estrecha

Mala respuesta: sibilancias y disnea marcadas, y TFEM < 50%

Agregue esteroide sistémico v.o.

Repetir BAAC

Puede requerir intervención urgente.

Estos pacientes pueden requerir valoración para una respuesta a su plan de autocuidados.

Guía general: flujo máximo < 200 L/min es obstrucción grave o < 50% del flujo predicho para ese paciente.[4]

La hipercapnia es rara si el flujo máximo > 25% normal o > 200 L/min.[5]

Esto hace que las gasometrías sean menos necesarias, a menos que la disnea persista a pesar del tratamiento con broncodilatador.

Oxígeno (en particular SpO_2 < 92%)[6]

Meta: > 92%/> 95% en el embarazo

Nebulización con salbutamol c/20 min, 3 dosis

Nebulización anticolinérgica

Puede usarse ipatropio además de salbutamol.[1]

Glucocorticoides[1]

Se desconoce la dosis óptima; v.o. e i.v. son igual de eficaces.[7]

El sulfato de magnesio, 2 g infundidos durante 20 minutos, se recomienda para casos que amenacen la vida.

Grave: flujo máximo < 40% del flujo predicho[1]

Los agentes anestésicos (ketamina i.v., halotano inhalado) tienen casos reportados de eficacia, el mecanismo no es claro, hay casos reportados de efectos adversos, y no hay estudios controlados aleatorizados consistentes.[8]

En teoría, la terapia con helio-oxígeno tiene beneficios.

No se recomiendan los antimicrobianos empíricos.[9]

Dé el alta a pacientes con buena respuesta al tratamiento, con TFEM > 80%.[1]

Las decisiones se toman según el caso, y dependen del conocimiento de la enfermedad que tenga el paciente.

Refiérase a las directrices actuales para la medicación: BAAC, esteroides.

La intubación es una decisión clínica.

Ingrese al paciente si:

Insuficiencia respiratoria inminente

Los síntomas empeoran a pesar del tratamiento.

La respuesta es incompleta tras 1-3 horas de observación, con TFEM 60-80% predicha.

La decisión de ingreso se toma según el caso.

☐ GENERAL

Las heridas espinales sospechadas deben inmovilizarse (collarín cervical, soporte o tabla rígida, soportes laterales) antes de la llegada al servicio de urgencias si no hay un método prehospitalario para el retiro de la inmovilización.[1]

No existe evidencia de alta calidad de que las tablas rígidas prevengan la lesión espinal o mejoren el pronóstico.[2]

El uso de tabla rígida causa ansiedad y puede agravar las lesiones subyacentes.

El vómito, el sangrado y la inflamación son problemas comunes con las tablas rígidas.

Se puede restringir la respiración.[3]

Permitir que los pacientes permanezcan en las tablas rígidas por periodos prolongados aumenta el riesgo de úlceras por presión e incomodidad.[4]

Debido a la incomodidad, las complicaciones y el deterioro de tejidos, se recomienda el rápido retiro del paciente (**en los siguientes 20-30 minutos**) de la tabla rígida, si es posible.[5]

No hay casos documentados de empeoramiento de una lesión cervical por un procedimiento de intubación.[6]

■ EVALUACIÓN

Refiérase a las **Reglas Nexus y canadienses para las lesiones cervicales** que se mencionan más adelante para el retiro de la tabla, lo cual se logra mejor durante la parte de volteo en bloque de la exploración.

De conformidad con la regla Nexus/canadiense de la lesión cervical, la columna no puede ser liberada si hay:[7]

Déficit neurológico
Dolor a la palpación de la columna (línea media)
Estado mental alterado
Intoxicación
Lesión distractora

Las placas simples de la columna cervical tienen baja sensibilidad; en ellas se pierde > 50% de las lesiones cervicales clínicamente significativas.[7]

El estudio de TC alta se recomienda si hay características de alto riesgo que hagan sospechar una lesión (las placas simples casi no añaden información), aunque es difícil justificar la alta carga de radiación en una lesión de bajo riesgo.[8]

■ MANEJO

No se ha definido un abordaje estándar para el retiro de la tabla rígida.

Retire a los pacientes de la tabla tan pronto como sea posible usando las reglas Nexus/canadiense para la lesión cervical.

Los pacientes con conciencia reducida tienen mayor prevalencia de lesión cervical y la liberación espinal es menos clara, porque la mayor parte se hace con imagenología.[9,10]

☐ GENERAL

Por lo regular es una parálisis facial unilateral.

Las causas secundarias incluyen: enfermedad de Lyme, mononucleosis infecciosa, síndrome de Ramsay Hunt (zóster del ganglio geniculado), VIH, otitis media, tumores parotídeos.[1]

Síndrome de Guillain-Barré (bilateral, más probable en el SGB, Lyme, miastenia grave, sarcoidosis).[1]

La enfermedad vascular cerebral (EVC) que imita a la parálisis de Bell se considera rara, pero el diagnóstico erróneo de parálisis de Bell suele deberse a una EVC isquémica. La mayoría de los casos respeta los músculos de la frente; la edad avanzada y la DM aumentan este riesgo.[2,3]

No se necesitan pruebas específicas en la mayoría de los casos de parálisis facial periférica del 7° nervio craneal.

■ EVALUACIÓN

Diferencie la central de la periférica (la central respeta los músculos de la frente a la exploración).

No se necesitan pruebas (de laboratorio o imagen) en la mayoría de los casos, en especial de nuevo inicio.[1,4]

Considere las pruebas de imagen (TC/RM con el método de elección) si los síntomas son atípicos o duran > 2 meses.[4]

En síntomas bilaterales: BH, examen de reagina plasmática rápida para sífilis (RPR), VIH, QS para la glucosa, anticuerpos antinucleares (ANA), título de Lyme, velocidad de sedimentación globular (VSG).[5]

■ MANEJO

Protección córnea (Lacrilube) y colocación de cinta de párpados

Corticosteroides (aumentan la probabilidad de restaurar la función): prednisona, 60-80 mg diarios durante 1 semana.[6]

Es preferible comenzar los esteroides en los 3 días siguientes al inicio.

Antivirales (sus beneficios no se han establecido) combinados con esteroides[7]

Aciclovir, 800 mg 5 veces al día durante 7-10 días

Valaciclovir, 1 000 mg 3 veces al día durante 7 días

Terapia de ejercicio facial (terapia del mimo)

En el embarazo:

Los corticosteroides suelen ser seguros, pero plantean riesgos maternos y fetales.

Estudios observacionales destacan que los corticosteroides no están asociados con mejoría durante el embarazo.[8,9]

Materna: exacerbación de DM, úlceras, psicosis, retención de líquidos

Fetal: insuficiencia suprarrenal, bajo peso al nacer, defectos durante el 1er trimestre

☐ GENERAL

La inflamación bronquial de resolución espontánea se caracteriza por tos. Puede haber producción de esputo. La duración típica es de 1-3 semanas.

No se puede distinguir entre la bronquitis y la infección respiratoria superior (IRS) antes de los 5 días, pero esto no es crucial para el tratamiento, porque ambas suelen ser virales.[1]

Aguda (1-3 semanas)

Crónica (EPOC asociada con una tos al menos 3 meses en 2 años sucesivos)

Neumonía (fiebre, síntomas sistémicos)

El color del esputo no demuestra infección bacteriana.[2]

Los virus son la causa más común (60% en un estudio); la causa bacteriana es poco común (6% en un estudio).[3]

▦ EVALUACIÓN

Las pruebas diagnósticas se reservan para sospecha de neumonía, diagnóstico incierto o si la prueba cambiaría el tratamiento.

La radiografía de tórax quizá no cambiará el tratamiento en la mayor parte de los casos de tos aguda.[4]

La radiografía de tórax está indicada sólo con manifestaciones que sugieran neumonía (FC > 100, FR > 24, fiebre, estertores, edad > 75 años, saturaciones $\downarrow O_2$).[5]

Procalcitonina (PCT) está surgiendo como indicador de tratamiento (es un marcador bacteriano más específico que una BH con diferencial o proteína C reactiva [PCR]).[6]

PCT < 0.10 mcg/L =	Se contraindican con énfasis los antimicrobianos
PCT 0.1-0.25 mcg/L =	No se recomiendan los antimicrobianos
PCT 0.25-0.5 mcg/L =	Se recomiendan los antimicrobianos
PCT > 0.50 mcg/L =	Se recomiendan con énfasis los antimicrobianos

Prueba de tos ferina si ésta se sospecha, con fines de salud pública.[7]

Considere tos ferina en lactantes apneicos o en la tos grave de cualquier duración.[8]

Considere otras causas de sibilancia o tos:

Inhibidores de la ECA, enfermedad de reflujo gastroesofágico (ERGE), aspiración de cuerpo extraño, cáncer pulmonar, asma, insuficiencia cardiaca, embolia pulmonar (EP), goteo posnasal, faringitis por estreptococos, influenza

■ MANEJO

La tos ferina (una tos paroxísmica) es la única indicación para el uso de antibióticos para limitar la diseminación (en especial en pacientes embarazadas).[9,10]

AINE

Antihistamínico-descongestionante de venta libre

Salbutamol (albuterol) inhalado sólo en presencia de broncoespasmo[11,12]

El uso de antimicrobianos puede estar indicado para la rinosinusitis aguda (síntomas > 10 días, síntomas graves, fiebre, dolor facial > 3 días o empeoramiento de los síntomas).[11]

Tratamiento de la tos ferina:

Azitromicina, 500 mg una vez, después 250 mg diarios por 4 días

Eritromicina, 500 mg 4 veces al día por 14 días

Claritromicina, 500 mg 2 veces al día por 14 días

Considere el ingreso de lactantes < 6 meses con tos ferina y dificultad respiratoria.

En los brotes locales de *Mycoplasma pneumoniae* o *Clamidia pneumoniae* pueden considerarse tetraciclinas, macrólidos y fluoroquinolonas.

□ GENERAL

El CO se une a la Hgb más que el O_2 para formar carboxihemoglobina (COHb), lo que inhibe el transporte de oxígeno.[1]

La Hgb fetal tiene una afinidad más alta al CO que la adulta.

Incluso en las mayores exposiciones al CO, los niveles de COHb pueden ser bajos si han pasado varias horas desde la exposición.[1]

Nivel básico de COHb del no fumador = 3%[2]

Nivel básico de COHb del fumador = 10-15%[2]

Una EPOC grave puede derivar en niveles elevados de COHb aun sin la exposición al humo del tabaco.[3]

No son claros ni el mecanismo ni la importancia clínica.[3]

Sospeche envenenamiento por cianuro (CN) si hay inestabilidad hemodinámica en pacientes que han inhalado humo y tienen un lactato sérico > 10 mmol/L.[4]

Eliminación del CO:[5]

Aire ambiente: 2-7 horas

100% O_2: 60-90 minutos

Oxígeno hiperbárico 100% a 3 atmósferas: 23 minutos

■ EVALUACIÓN

Los primeros síntomas se parecen a la gripe, y el más común es la cefalea.[6]

Malestar general, náusea, mareo—estado mental alterado y síntomas neurológicos tardíos.

La clásica piel "rojo cereza" es un hallazgo tardío, que por lo general se describe *post mortem*.[7]

Examen neurológico/valoración cardiaca:

No puede predecirse el síndrome neuropsiquiátrico tardío (SNT) con base en la concentración de COHb o el interrogatorio.[8]

Es común la lesión miocárdica.[9]

La oximetría de pulso no puede detectar el COHb y puede ser normal incluso con alta concentración de CO.[10]

Pruebas de laboratorio:

Nivel de COHb (la muestra venosa puede servir, aunque es menos capaz de evaluar la acidosis asociada).[11]

Por lo general definitiva: > 20%

Sospechada: > 10% y síntomas asociados (como cefalea, vómito, síncope)

    La concentración de 10-20% causa cefalea, náusea, vómito, disnea.[12]

    La concentración de 30-40% causa cefalea grave, síncope, taquicardia/arritmias.[12]

    La concentración < 40% causa insuficiencia respiratoria, convulsiones, paro cardiaco.[12]

pH sanguíneo

Lactato sérico

Radiografía de tórax

Considere: QS (anomalías metabólicas).

    Troponina (isquemia miocárdica)

    CK total (rabdomiólisis)

    ECG (si la concentración de COHb está elevada/confirmada)[9]

    TC de cráneo (para evaluar otras causas de los síntomas neurológicos)

    Gonadotrofina coriónica humana (GCH)

    Concentraciones de cianuro sanguíneo si se sospecha una exposición concomitante

    Hidroxicobalamina es el antídoto para el envenenamiento por cianuro.

■ MANEJO

Retire de la fuente: contacte a un Centro de control de intoxicaciones o a un toxicólogo.

Alto flujo de oxígeno a través de una mascarilla facial

Oxígeno hiperbárico si:[13]

    Nivel de COHb > 25% (> 20% en el embarazo o evidencia de sufrimiento fetal)

    Pérdida del estado de alerta

    Acidosis metabólica: pH < 7.1

    Evidencia de isquemia de órgano terminal (dolor torácico, cambios en el ECG, cambios en el estado mental)

No existen directrices claras para el alta.

    Muchos pacientes con síntomas leves pueden ser dados de alta con seguridad si están asintomáticos y con un COHb < 5%.[14]

Consulta psiquiátrica en casos autoinfligidos

Ingrese al paciente si los síntomas no se resuelven o si hay evidencia de laboratorio de envenenamiento grave, cambios en el ECG u otras preocupaciones médicas/sociales.

GENERAL

Infección bacteriana aguda del tejido cutáneo o subcutáneo (incluye erisipela).

Celulitis: dermis profunda y capa subcutánea

Erisipela: dermis superior y linfáticos superficiales

Suele ser un diagnóstico clínico. Pueden no ser necesarios los datos de laboratorio.

Debe valorarse la toxicidad sistémica. Diferencie de la fascitis necrosante (fascia profunda que amenaza la vida) y de la gangrena gaseosa (ambos diagnósticos se sospechan en la clínica y se manejan con tratamiento quirúrgico).[1]

Considere también el síndrome de shock tóxico.

Considere padecimientos de la articulación, vasculares, linfáticos o inflamatorios subyacentes (articulaciones sépticas, TVP, osteomielitis).

Considere causas no infecciosas como dermatitis por contacto, alergia (reacción a fármacos), gota, vasculitis, paniculitis, picadura de insecto, dermatitis por estasis, linfedema, lupus, enfermedad de Kawasaki.

Etiología: entrada bacteriana a través de lesiones de la piel.[2]

Los organismos más comunes son los estreptococos (frecuencia 73%).[3,4]

No se identifica la etiología en 27%, pero la tasa de respuesta total es de 96% a los betalactámicos.[4]

S. aureus (incluido SARM) es menos común, pero debe tenerse en cuenta.[3]

El organismo más común en los abscesos cutáneos es *S. aureus* (frecuencia de 75%).[4]

■ EVALUACIÓN

Suele ser un diagnóstico clínico: eritema, calor, inflamación (la erisipela es elevada, limitada y por lo general se localiza en la cara).

No suelen requerirse pruebas de laboratorio.

Los cultivos o biopsias de piel se reservan para casos atípicos.

No se necesita imagenología, pero considérela para identificar complicaciones (absceso, cuerpos extraños, gangrena gaseosa).

Hemocultivos si el involucramiento es extenso, hay toxicidad sistémica, comorbilidades (DM, linfedema, inmunodeficiencia), celulitis persistente o exposiciones atípicas (mordidas de animal, exposición a contaminantes o agua).[4]

Los hemocultivos son positivos en < 10% de los casos.[5]

En pacientes con síntomas sistémicos considere:[6]

BH

QS (creatinina, bicarbonato)

PCR

Hemocultivo (si se sospecha sepsis)

Cultivo de exudados purulentos

■ MANEJO

La mayoría de los abordajes se dirige a los estreptococos o se modifica para SARM.

Celulitis ligera sin infección sistémica:[7,8]

Penicilina VK, 250-500 mg 4 veces al día (adultos)

Cefalexina, 500 mg 2 veces al día

Dicloxacilina, 500 mg 4 veces al día

Clindamicina, 300-450 mg 4 veces al día

SARM:

Clindamicina 300-450 mg 3 veces al día

Trimetoprim/sulfametoxazol, 800/160 mg 2 veces al día *más* amoxicilina, 500 mg 2 veces al día

Doxiciclina, 100 mg 2 veces al día *más* amoxicilina, 500 mg 2 veces al día

Celulitis con signos sistémicos de infección:[6]

Penicilina G, 2-4 millones de unidades i.v. c/4-6 horas

Ceftriaxona, 1-2 g i.v. diarios

Clindamicina, 600 mg i.v. c/8 horas

SARM:

Vancomicina, 30 mg/kg/d i.v., divididos en 2 veces al día

(> 68 kg = 1 g 2 veces al día)

La terapia v.o. puede ser tan efectiva como la parenteral.[9]

Indicaciones para antimicrobianos parenterales en vez de orales:[10-12]

Síntomas sistémicos (fiebre, taquicardia, hipotensión)

Progresión a pesar de 48 horas de tratamiento v.o.

Progresión rápida del eritema

Incapacidad de tolerar el tratamiento oral

Proximidad a un dispositivo médico interno (articulación protésica, injerto)

Considere también en pacientes inmunodeprimidos.

Considere cobertura empírica de SARM[12] (toxicidad sistémica, falta de respuesta, SARM previo, exposición a SARM, proximidad a un dispositivo interno).

La incisión y el drenaje suelen bastar para abscesos cutáneos < 2 cm, a menos que:[13]

> 2 cm

Múltiples lesiones

Inmunodepresión o comorbilidades

Celulitis extensa circundante

Síntomas sistémicos

Presencia de un dispositivo interno (articulación protésica, marcapasos, injerto)

Respuesta insuficiente a la incisión y el drenaje

Alto riesgo de transmisión (reclusos, atletas, militares)

☐ GENERAL

Obstrucción del flujo de aire con una respuesta inflamatoria crónica que produce destrucción del tejido pulmonar[1]

Por lo regular pacientes > 40 años con tabaquismo como factor común de riesgo

Subtipos = enfisema, bronquitis crónica, asma obstructiva crónica

Existen interrelaciones técnicas entre los subtipos.

La deficiencia de Alfa-1 antitripsina es una causa hereditaria (considere hacer pruebas si los síntomas persisten con el tiempo).[2]

En especial en adultos jóvenes o no fumadores, aunque no es un problema de servicio de urgencias

Tiene factores de riesgo para la exposición a irritantes respiratorios (consumo de tabaco).[3]

El síntoma más común es la tríada de disnea, tos crónica y producción de esputo.[3]

El síntoma temprano más común es la disnea asociada con el ejercicio.[4]

La enfermedad temprana puede dar un examen normal. Fase espiratoria prolongada o sibilancia en la exhalación forzada.

A medida que la gravedad aumenta, ocurre hiperinflación con disminución de ruidos respiratorios, sibilancias o estertores crepitantes en la base pulmonar.[5]

■ EVALUACIÓN

No hay una prueba diagnóstica única, pero se pueden excluir otras causas de disnea.

Las pruebas de función pulmonar (PFP–espirometría) son la práctica más objetiva para confirmar el diagnóstico.[3,6]

Gravedad	VEF$_1$ posterior al broncodilatador
GOLD 1 (leve)	> 80% predicha
GOLD 2 (moderada)	50% a < 80% predicha
GOLD 3 (grave)	> 30% a < 50% predicha
GOLD 4 (muy grave)	< 30% predicha

Biometría hemática (BH)

QS: el bicarbonato sérico elevado puede ayudar a identificar la hipercapnia crónica.

Péptido cerebral natriurético (BNP, por sus siglas en inglés) (sospecha de insuficiencia cardiaca)

Enzimas cardiacas (sospecha de isquemia)

Radiografía de tórax

Ecocardiograma y ECG si se sospecha *cor pulmonale*

Oximetría de pulso

El O_2 complementario no es necesario si la saturación > 90%.

No aporta datos sobre la ventilación alveolar o la hipercapnia, así que puede no ser precisa en un cuadro de EPOC.[7]

Gasometría arterial (GA) en ciertas condiciones (mala espirometría, cambio en el estado mental, baja saturación)

■ MANEJO

No hay una medicación única que altere la declinación de la función pulmonar a largo plazo. La meta del tratamiento es reducir los síntomas y las complicaciones.

Broncodilatadores (salbutamol [albuterol]) más ipratropio

Corticosteroides

Macrólidos (azitromicina)

El antibiótico puede tener un efecto antiinflamatorio.[8,9]

Los antibióticos i.v. pueden reducir el fracaso del tratamiento en pacientes graves.[10]

Teofilina (se usa poco, puede haber toxicidad)

Mucolíticos (hay poca evidencia de su efectividad)

Oxígeno

No se ha demostrado beneficio del *heliox*[11]

Sulfato de magnesio, 1-2 g i.v[12]

Salina nebulizada[13]

Ingrese al paciente si:

Los síntomas son graves.

Disnea en reposo, frecuencia respiratoria elevada, alteraciones en el estado mental, baja saturación de O_2, comorbilidades graves, poco apoyo social[3]

☐ GENERAL

Lesión del epitelio corneal debido a traumatismo[1]

Dolor, fotofobia y/o sensación de cuerpo extraño

Las etiologías incluyen: traumatismo, lentes de contacto, quemaduras químicas/por radiación, cuerpos extraños, bolsas de aire.[1]

La mayoría sana en 24-72 horas.

■ EVALUACIÓN

Valore una etiología infecciosa o de traumatismo penetrante.

TC de órbita si se sospecha rotura del globo ocular, cuerpo extraño intraocular o hemorragia intraorbitaria.[2]

Hallazgos de la rotura del globo: marcada disminución de la agudeza visual—pupila excéntrica—baja presión intraocular (PIO)—extrusión vítrea

Abultamiento en el sitio de la lesión del globo ocular—prolapso de estructuras oculares—signo de Seidel (patrón de torrente de lágrimas)—cambio significativo en el contorno del globo

Exploración (por lo común asistida con un anestésico tópico)[1]

Agudeza visual

Párpados invertidos (para cuerpo extraño)

Lave la superficie con un algodón humedecido.

Reacción pupilar a la luz y examen del fondo de ojo

Revisar si hay hifema

Ubicación de la hiperemia

Aspecto de la córnea (nublada, inflamación, inyección, cuerpos extraños)

Considere medir la PIO **si no sospecha un globo abierto**

La PIO a menudo se eleva después del hifema.[3]

Examen con tinción de fluoresceína con Lámpara de Wood o Filtro Azul de Cobalto (realizada al último)

El examen de fluoresceína confirma el diagnóstico.

Observe si hay signo de Seidel (torrente fluorescente causado por fuga del humor acuoso, lo que indica traumatismo penetrante).

Un patrón en rama puede indicar herpes zóster oftálmico o una abrasión en curación.[1]

Patrones con la lámpara de hendidura:[1]

Lentes de contacto—abrasiones puntuadas

Traumática—forma lineal y mecánica

Trauma penetrante—signo de Seidel, hifema
Herpética—aspecto en rama (dendrítico)
Quemadura por flash—numerosas lesiones puntuadas sobre toda la superficie corneal
Cuerpo extraño en el párpado—múltiples líneas verticales

■ MANEJO

La penetración del globo ocular requiere consulta oftalmológica urgente.[1,4]
El hifema requiere una pronta consulta oftalmológica, porque la mayoría de los casos
    cursa con lesiones en otras estructuras oculares.[4]
Las abrasiones córneas requieren una pronta consulta oftalmológica si hay:[1,4]
    Ulceración sugerida por una mancha blanca, infiltrado u opacidad
    Pus (hipopión) en la cámara anterior
    No se puede retirar el cuerpo extraño.
Referir al oftalmólogo si:[1,4]
    Los síntomas persisten > 48-72 horas.
    Hay abrasiones grandes (> 50% de la superficie corneal)
    Presencia de anillo de óxido
    Quemadura química (requiere una copiosa irrigación)
    Defecto sobre el eje visual
Lágrimas artificiales.[1]
A pesar de los recientes estudios, el uso de anestésicos tópicos más allá del periodo de
    exploración aún es controvertido.[5,6]
Opioides en los casos graves
Los corticosteroides están contraindicados.[1]
Los cicloplejicos tópicos se consideran sólo en casos de iritis traumática.[1]
A menudo se prescriben antimicrobianos tópicos, pero hay evidencia limitada de su
    eficacia.[1]
    Pacientes con lentes de contacto: ciprofloxacino u ofloxacino para la actividad
        antipseudomónica.[1]
    El ungüento puede ser más lubricante que las gotas.[1]
        Ungüento de eritromicina al 0.5%
        Ungüento de sulfacetamida al 10%
        Ungüento de bacitracina/polimixina B
        Ungüento de bacitracina
Hay poca evidencia de que parchar el ojo sea de utilidad.[1,7]

Ketorolaco al 0.5%, 1 gota 4 veces al día puede reducir el dolor.[1,8]

Existe cierta controversia con respecto a las complicaciones.

No utilizar en usuarios de lentes de contacto o trastornos hemorrágicos.

Considere la vacunación antitetánica.

El seguimiento puede no ser necesario si la abrasión es pequeña (< 4 mm), hay visión normal, curso sin complicaciones y resolución de síntomas.[1]

No se deben usar lentes de contacto hasta que la córnea sane por completo.

Seguimiento con oftalmología en 24 horas si la lesión se debe a contactos, uña, material orgánico o la abrasión es grande.[1]

Para valorar si hay complicaciones, úlcera, infección o erosión en la córnea.

LARINGOTRAQUEOBRONQUITIS

☐ GENERAL

Por lo regular se nota por una tos en forma de ladrido (tos perruna).

El virus de la parainfluenza es la etiología más común.[1]

Diagnóstico diferencial: crup, uvulitis, traqueítis bacteriana, infección amigdalina o retrofaríngea, angioedema, cuerpos extraños, difteria, epiglotitis, reacción alérgica, anomalía congénita.[2]

■ EVALUACIÓN

Valore la gravedad.

<u>Escala Westley para crup</u>[3]

Nivel de conciencia (NDC): normal (incluyendo el sueño) = 0; desorientación = 5

Cianosis: ninguna = 0; con actividad = 4; en reposo = 5

Estridor: ninguno = 0; con actividad = 1; en reposo = 2

Entrada de aire: normal = 0; disminuida = 1; marcadamente disminuida = 2

Retracciones: ninguna = 0; leve = 1; moderada = 2; grave = 3

Tejido blando del cuello/radiografía de tórax si el diagnóstico no es claro[4]

Crup: signo de reloj de arena en la estenosis subglótica

Epiglotitis: signo de impresión digital en la estenosis por epiglotitis

No suelen indicarse pruebas de laboratorio[5]

BH con diferencial (por lo regular, patrón viral)[6]

■ MANEJO

<u>Escala Westley para crup</u>

Leve: < o = 2 (tos perruna, disfonía, sin estridor en reposo, sin retracciones)

Tratamiento leve: **humedad, control de la fiebre, líquidos orales** (considere dexametasona, 0.6 mg/kg [máximo 10 mg], dosis única por el método menos invasivo). Tratamiento ambulatorio.

Moderada: 3-7 (estridor en reposo, puede tener ligeras retracciones, sin agitación).

Tratamiento moderado: **mismo que el mencionado abajo**—tratamiento ambulatorio a menos que los síntomas persistan

Grave: ≥ 8 (significativo estridor en reposo, retracciones severas, ansiedad)

Tratamiento moderado-grave: **oximetría de pulso, considere líquidos i.v., adrenalina racémica en aerosol** (puede repetirse c/15 min), **dexametasona (0.6 mg/kg, máximo 10 mg) por el método menos invasivo.**
Observe el crup moderado a grave por 3-4 horas.
Si el paciente permanece cómodo puede enviársele a casa si cumple los siguientes criterios: sin estridor en reposo, oximetría de pulso normal, buen intercambio de aire, color normal, nivel de conciencia normal, demuestra capacidad para tolerar líquidos orales, los cuidadores entienden las indicaciones de regreso.[7]

INDICACIONES PARA LA ADMISIÓN HOSPITALARIA

Necesidad de O_2 complementario, retracciones moderadas y taquiapnea, toxicidad, mala ingesta oral, edad en particular de menos de 6 meses, regreso a servicio de urgencias en 24 horas, preocupación por el cumplimiento de la familia.[7,8]
Helio-oxígeno[9]
  Evidencia de beneficio a corto plazo
Pronóstico: los síntomas suelen resolverse en 3 días a 1 semana. Hasta 15% requiere hospitalización, y entre éstos 1% requiere intubación.[10,11]

□ GENERAL

Mantenga la inmovilización cervical hasta descartar una lesión espinal inestable.

Retirar al paciente de la tabla rígida y colocarlo en una camilla manteniendo siempre la inmovilización cervical previene las complicaciones.[1]

No hay evidencia de que la tabla rígida mejore el pronóstico, y se asocia con complicaciones.

La tabla rígida también causa flexión del cuello en niños < 8 años, pues tienen la cabeza más grande.

La lesión espinal es rara en el traumatismo penetrante y en ausencia de evidencia que sugiera una lesión neurológica.[2]

▧ EVALUACIÓN

Regla canadiense de la columna cervical[3]

Determina la necesidad de pruebas de imagen en el traumatismo directo a la cabeza o el cuello.

Use sólo en pacientes estables y alertas (escala del coma de Glasgow 15).

Se excluye a los pacientes < 16 años.

Realice las radiografías en presencia de cualquiera de las características de alto riesgo (Condición 1):

Edad mayor a 65 años (considere TC en > 65 años)[4]

Mecanismo peligroso de lesión (caída > 1 metro o 5 escalones, carga axial; choque de vehículos de motor a alta velocidad: > 100 km/h, volcadura, eyección, accidente automovilístico, colisión en bicicleta)

Parestesias en las extremidades

Si los altos riesgos anteriores no están en la Condición 1, haga una evaluación de la amplitud de movimiento (ADM) de bajo riesgo (Condición 2):

Colisiones traseras (simples: excluyendo un alto impacto por un vehículo más grande)

Ambulatorio en cualquier momento desde la lesión

Capaz de sentarse en servicio de urgencias

Inicio tardío de dolor en el cuello

No hay dolor a la palpación en la línea media de la columna cervical.

Radiografía para los que no cumplan con los factores de riesgo de la Condición 2.

Evalúe el ADM en quienes no cumplan con los factores de riesgo de la Condición 2.

No se requieren radiografías si el paciente puede rotar el cuello 45° en cualquier dirección izquierda y derecha a pesar del dolor (Condición 3).

Radiografía si la valoración no es posible

Criterios *Nexus* de bajo riesgo:[5,6]

No aplican para la edad > 60 años.

Pueden ser menos sensibles en pacientes < 8 años.[7]

No se requieren radiografías en presencia de los 5 criterios:

1. *Sin dolor a la palpación en la línea media cervical posterior*
2. *Nivel de alerta normal en servicio de urgencias*
   Una pérdida del estado de alerta breve en el momento del accidente no excluye aplicar la regla, siempre que se cumplan todos los otros criterios.[8]
3. *No hay evidencia de intoxicación*
4. *No hay hallazgos neurológicos anormales*
5. *Ausencia de lesiones distractoras dolorosas*
   Distractoras = fracturas de los huesos largos, lesión visceral que requiera valoración quirúrgica, grandes laceraciones, herida por aplastamiento, grandes quemaduras o cualquier lesión que dificulte la capacidad de apreciar otras lesiones

Considere la radiografía como evaluación de primera línea para el riesgo bajo.[5]

Considere la TC como evaluación de primera línea si hay sospecha de alto riesgo o traumatismo múltiple.[9]

Considere la RM para lesión sospechada del tejido blando o de la médula espinal y anomalías neurológicas a pesar de una TC normal.[5]

■ MANEJO

Consulta con neurocirugía

Estabilice la columna y mantenga la vía aérea.

Trate el shock que resulta de hemorragia o de origen neurogénico.

En el shock neurogénico, la administración de esteroides es el único tratamiento sugerido que mejora el desenlace; sin embargo, la evidencia aún es limitada y controvertida.[10]

Para pacientes traumáticos alertas y **estables**

Criterios NEXUS[1]

Sensibilidad: 99.0%
Valor predictivo negativo: 99.8%
Especificidad: 12.9%
Valor predictivo positivo: 2.7%
Lesiones pasadas por alto: 8/818 pacientes
Lesión clínicamente significativa pasada por alto: 2/818

Imagenología evitada: 12.6%

Regla canadiense para la columna cervical[2]

Sensibilidad: 100%

Especificidad: 42.5%

Lesiones pasadas por alto: 1/8 924 pacientes
Lesión clínicamente significativa pasada por alto: 0/8 924

Imagenología evitada: 15.5%

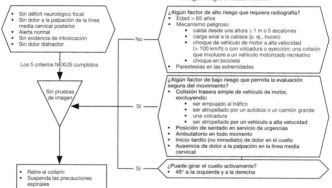

- Sin déficit neurológico focal
- Sin dolor a la palpación de la línea media cervical posterior
- Alerta normal
- Sin evidencia de intoxicación
- Sin dolor distractor

Los 5 criterios NEXUS cumplidos

Sin pruebas de imagen

- Retire el collarín
- Suspenda las precauciones espinales

¿Algún factor de alto riesgo que requiera radiografía?
- Edad > 65 años
- Mecanismo peligroso
  - caída desde una altura ≥ 1 m o 5 escalones
  - carga axial a la cabeza (p. ej., buceo)
  - choque de vehículo de motor a alta velocidad (> 100 km/h) o con volcadura o eyección; una colisión que involucre a un vehículo motorizado recreativo
  - choque en bicicleta
- Parestesias en las extremidades

¿Algún factor de bajo riesgo que permita la evaluación segura del movimiento?
- Colisión trasera simple de vehículo de motor, excluyendo:
  - ser empujado al tráfico
  - ser atropellado por un autobús o un camión grande
  - una volcadura
  - ser atropellado por un vehículo a alta velocidad
- Posición de sentado en servicio de urgencias
- Ambulatorio en todo momento
- Inicio tardío (no inmediato) de dolor en el cuello
- Ausencia de dolor a la palpación en la línea media cervical

¿Puede girar el cuello activamente?
- 45° a la izquierda y a la derecha

No

Sí

Sí

[1] Hoffman JR et al. Validity of a set of clinical criteria to rule out injury to the cervical spine in patients with blunt trauma. National Emergency X-Radiography Utilization Study Group. *N Engl J Med* 2000;343.

[2] Stiell IG et al. The Canadian C-spine rule for radiography in alert and stable trauma patients. *JAMA* 2001;286:1841.

☐ GENERAL

Establezca vía aérea, respiración, circulación (ABC).[1]

Intube si es necesario.

No debe administrarse oxígeno a pacientes no hipóxicos (saturación > 94%).[1]

Determine el tiempo de inicio para valorar candidatos para trombólisis o trombectomía.[1]

Si no es posible, el inicio se define como la última vez despierto y libre de síntomas.[1]

Regla ABCD para la predicción de la EVC a 7 días de isquemia cerebral transitoria (ICT).[2]

Edad	> 60 años	1 punto
PA	Sis > 140 mm Hg y/o días > 90 mm Hg	1 punto
Clínica	Debilidad unilateral	2 puntos
	Habla alterada pero sin debilidad	1 punto
	Ninguno	0 puntos
Duración	> 60 min	2 puntos
	10-59 min	1 punto
	< 10 min	0 puntos

Puntuación	0-3 puntos	Riesgo mínimo de EVC en 7 días
	4 puntos	1.1-9.1% riesgo a 7 días
	5 puntos	12-16% riesgo a 7 días
	6 puntos	24-36% riesgo a 7 días

▣ EVALUACIÓN

TC de cráneo (distingue el isquémico del hemorrágico)[1,3]

Glucosa por muestra capilar[1,3]

Saturación de oxígeno[1,3]

Consulta neurológica

Documente la Escala NIH de enfermedad vascular cerebral.

Establezca si el paciente es candidato para tratamiento trombolítico o trombectomía.[1,3]

Ventana terapéutica = 4.5 horas a partir del inicio de los síntomas

Criterios de inclusión

EVC isquémica con déficit neurológico cuantificable

Inicio < 4.5 horas

Si hay DM o EVC previa: 3 horas

> 18 años

Criterios de exclusión

Hemorragia intracraneal (IC) previa

EVC o traumatismo craneal en los 3 meses previos

Neoplasia IC, malformación AV o aneurisma

Cirugía IC o espinal reciente

Punción arterial en los 7 días previos

Síntomas de hemorragia subaracnoidea (HSA)

Glucosa < 50 mg/dL

PA > 185 sistólica o > 110 diastólica

Hemorragia interna activa o diátesis hemorrágica

Recuento de plaquetas: < 100 000/mm^3

Uso actual de anticoagulación con INR > 1.7 o inhibidor de trombina con evidencia de efecto anticoagulante en el INR o las pruebas

Uso de heparina las 48 horas previas

La TC de cráneo muestra evidencia de hemorragia o de regiones extensas de hipodensidad obvia consistente con lesión irreversible.

Criterios de exclusión relativa

Síntomas neurológicos menores o aislados

Síntomas que mejoran con rapidez

Cirugía mayor en los 14 días previos

Sangrado GI/hematuria en los 21 días previos

IM en los 3 meses previos

Convulsión al inicio del evento vascular cerebral

Embarazo

Exclusión relativa si han pasado 3-4.5 horas

Edad > 80 años

Uso de anticoagulantes v.o. a pesar del INR

Evento vascular cerebral grave (puntuación NIHSS > 25)

Combinación de EVC y DM previos

Pruebas de laboratorio[1,3]	Pruebas en ciertos casos
BH	Toxicología
Panel metabólico	Etanol
TP/INR, TPP	Gonadotrofina coriónica humana (GCH)
Enzimas cardiacas	Gasometría arterial (GA)
ECG	Rx de tórax
Análisis de orina	Punción lumbar (PL) (si se sospecha hemorragia subaracnoidea [HSA] y la TC de cráneo fue negativa)

■ MANEJO

Estabilice la vía aérea, la respiración y la circulación.

Elevación de cabecera de la cama (ECC) 30°[4]

La investigación del manejo de la PA se limita a las primeras 24 horas de la EVC.

  Isquémico: meta para ser elegible para trombolíticos: < 185/110 y mantenida así por 24 horas después del tratamiento[1]

  Labetalol, 10-20 mg i.v. durante 2 minutos (puede repetirse una vez) o

  Nicardipina, 5 mg/h i.v., aumentando en 2.5 mg/h cada 5-15 minutos por razón necesaria (PRN) (máximo 15 mg/h)

  Isquémico: la PA de un no candidato a trombolíticos se trata si es extrema (> 220/120) o hay enfermedad arterial coronaria (EAC), insuficiencia renal (IR) o preeclampsia[1]

  Hemorrágico: pondere el riesgo (reducir la perfusión) contra el beneficio (reducir el sangrado); en general, baje la PA sistólica a alrededor de 130-140.

  Labetalol y nicardipina de primera línea si se necesitan como agentes de dosificación[1]

  Considere encefalopatía hipertensiva (imita a la EVC), en donde disminuir la PA es el tratamiento.

Manejo de líquidos: salina normal. Evite la solución salina hipotónica al medio, ya que puede exacerbar el edema.[5]

Hemorragias IC: revierta cualquier anticoagulación.[6]

  Vitamina K, 1-10 mg v.o. o i.v. lenta

  Plasma fresco congelado (PFC), pero puede requerir hasta 8 unidades

  Concentrado de complejo de protrombina

La admisión a UCI cardiológica puede disminuir la mortalidad y permitir más intervenciones, como el tratamiento por trombectomía.[7]

Escala NIH de enfermedad vascular cerebral

Instrucciones	Definición de la escala	Puntuación
1a. Estado de alerta: el investigador debe elegir una respuesta, incluso si hay obstáculos para la evaluación completa como tubo ET, barrera de lenguaje, traumatismo orotraqueal/vendajes. Se da un "3" sólo si el paciente no se mueve (además de una postura refleja) en respuesta a la estimulación dolorosa.	0 = Alerta; responde con rapidez 1 = No alerta, pero despierta con estímulos mínimos para obedecer, o responder 2 = No alerta, requiere estimulación repetida para prestar atención, o está obnubilado y requiere estimulación fuerte o dolorosa para moverse (no estereotipado) 3 = Responde sólo con efectos autónomos o motores reflejos, o no responde en absoluto, está flácido, sin reflejos	_____
1b. Preguntas de NDC: se pregunta al paciente el mes y su edad. La respuesta debe ser correcta, no hay crédito parcial por una respuesta cercana. Los pacientes afásicos o en estupor que no comprenden las preguntas recibirán un "2". Los que no pueden hablar debido a intubación ET, traumatismo orotraqueal, disartria grave por cualquier causa, barrera de lenguaje u otro problema no secundario a la afasia, reciben un "1". **Es importante que se califique sólo la primera respuesta, y que el examinador no "ayude" al paciente con pistas verbales o no verbales.**	0 = Contesta correctamente ambas preguntas 1 = Contesta correctamente una pregunta 2 = No contesta correctamente ninguna de las preguntas	_____
1c. Órdenes de NDC: se pide al paciente que abra y cierre los ojos y que cierre y abra la mano no parética. Sustituya por otra orden de una acción si no puede usar las manos. Se da crédito por un intento inequívoco no completado por la debilidad. **Si el paciente no responde a las órdenes, se le demuestra la tarea (pantomima)** y se califica el resultado (obedece a ninguna, una o dos órdenes). Los pacientes con traumatismo, amputación u otros impedimentos físicos deben recibir órdenes simples adecuadas. Sólo se califica el primer intento.	0 = Realiza correctamente ambas tareas 1 = Realiza una tarea correctamente 2 = No realiza correctamente ninguna de las tareas	_____

(Continúa)

Escala NIH de enfermedad vascular cerebral - Continuación

Instrucciones	Definición de la escala	Puntuación
2. Mirada conjugada: se evalúan sólo los movimientos oculares horizontales. Los voluntarios o reflejos (oculocefálicos) se califican, pero no se efectúa una prueba calórica. Si el paciente tiene una desviación ocular conjugada que puede superar por actividad voluntaria o refleja, la puntuación será "1". Con paresis nerviosa periférica aislada (NC, III, IV o VI), dé un "1". La mirada puede probarse en todos los pacientes afásicos. Aquéllos con traumatismo ocular, vendajes, ceguera preexistente u otro trastorno de agudeza o campos visuales deben examinarse con movimientos reflejos y una elección del investigador. Establecer contacto visual y después moverse a un lado y otro del paciente a veces aclarará la presencia de una parálisis ocular parcial.	0 = Normal 1 = Parálisis ocular parcial. Esta puntuación se da cuando la mirada es anormal en uno o ambos ojos, pero donde hay ausencia de desviación forzada o paresia ocular total. 2 = Desviación forzada, o paresia ocular total no superadas por la maniobra oculocefálica	_____
3. Visual: los campos visuales (cuadrantes inferiores y superiores) se evalúan por confrontación, con el conteo de dedos o la amenaza visual. Alentar al paciente, pero si mira adecuadamente a un lado de los dedos que se mueven, puede calificarse como normal. Si hay ceguera unilateral o enucleación, se califican los campos visuales en el ojo restante. Dé un "1" sólo si hay una asimetría clara, incluso anopsia en cuadrante. Si el paciente es ciego dé un "3". En este punto se hace una estimulación doble simultánea. **Si hay pérdida de la vista, el paciente recibe un "1" y los resultados se usan para responder a la pregunta núm. 11.**	0 = Sin pérdida visual 1 = Hemianopsia parcial 2 = Hemianopsia completa 3 = Hemianopsia bilateral (ceguera, incluida ceguera cortical)	_____
4. Paresia facial: pregunte o use pantomima para alentar al paciente a mostrar dientes o elevar cejas y cerrar ojos. Califique simetría de la mueca en respuesta a estímulos dolorosos en pacientes que casi no responden o no entienden. Si traumatismo facial/vendajes, tubo orotraqueal, cinta adhesiva u otra barrera física oculta la cara, remover en la medida de lo posible.	0 = Movimiento simétrico normal 1 = Parálisis menor (pliegue nasolabial aplanado, asimetría en la sonrisa) 2 = Parálisis parcial (parálisis total o casi total de la parte inferior de la cara) 3 = Parálisis completa de uno o ambos lados (sin movimiento facial superior e inferior)	_____

(Continúa)

Escala NIH de enfermedad vascular cerebral - Continuación

Instrucciones	Definición de la escala	Puntuación
5 y 6. Paresia de brazo y pierna: se coloca la extremidad en la posición adecuada: extienda los brazos (palmas hacia abajo) 90° (si está sentado) o 45° (si está supino). La claudicación se califica si el brazo cae antes de 10 segundos o la pierna antes de 5 segundos. Se alienta al paciente afásico usando un tono de urgencia y gestos, pero no estimulación agresiva. Se examina cada extremidad, comenzando con el brazo no parético. Sólo en caso de amputación o fusión articular en el hombro o la cadera la puntuación puede ser "9" y el examinador debe escribir claramente la explicación de tal puntuación.	0 = No claudica, la extremidad se sostiene en 90° (o 45°) durante 10 segundos 1 = Claudicación, la extremidad se mantiene en 90° (o 45°) pero claudica antes de los 10 segundos; no toca la cama u otro soporte 2 = Cierto esfuerzo contra la gravedad; la extremidad no llega a o se mantiene (con pistas) en 90 (o 45) grados, claudica a la cama, pero hay cierto esfuerzo contra la gravedad 3 = No hay esfuerzo contra la gravedad. La extremidad claudica 4 = Sin movimiento 9 = Amputación, fusión articular; explique: _____ 5a. Brazo izquierdo............................ 5b. Brazo derecho................................	_____ _____
	0 = No claudica, la pierna se mantiene en 30° durante 5 segundos 1 = Claudica, la pierna cae al final de los 5 segundos, pero no toca la cama 2 = Cierto esfuerzo contra la gravedad; la pierna claudica a la cama en 5 segundos, pero hay algún esfuerzo contra la gravedad 3 = No hay esfuerzo contra la gravedad, la pierna claudica a la cama de inmediato 4 = Sin movimiento 9 = Amputación, fusión articular; explique 6a. Pierna izquierda............................. 6b. Pierna derecha................................	_____ _____

(Continúa)

Escala NIH de enfermedad vascular cerebral - Continuación

Instrucciones	Definición de la escala	Puntuación
7. Ataxia de las extremidades: este reactivo apunta a hallar evidencia de lesión cerebelosa unilateral. Examine con los ojos del paciente abiertos. En caso de defecto visual, asegúrese que la prueba se hace en un campo visual intacto. Las pruebas dedo-nariz-dedo y talón-rodilla se realizan en ambos lados, y se puntúa la ataxia sólo si está desproporcionada con respecto a la debilidad. No hay ataxia en el paciente que no puede entender o está paralizado. Sólo en caso de amputación o fusión articular puede calificar "9", y el examinador debe escribir claramente la explicación por no calificar. En caso de ceguera, la prueba se hace con el paciente tocándose la nariz desde la posición de brazo extendido.	0 = Ausente 1 = Presente en una extremidad 2 = Presente en dos extremidades	_____
8. Sensorial: sensación o mueca al ser picado con un alfiler, o retirada de un estímulo doloroso si el paciente está obnubilado o afásico. Sólo la pérdida sensorial atribuida a enfermedad vascular cerebral se puntúa como anormal y el examinador debe probar tantas áreas del cuerpo [brazos (no manos), piernas, torso, cara] como sea necesario para verificar con precisión la pérdida hemisensorial. La puntuación de "2", "grave o total", sólo se da cuando se demuestra claramente una pérdida de sensación grave o total. Por lo tanto, es probable que los pacientes afásicos o en estupor obtengan "1" o "0". El paciente con evento vascular del tallo cerebral con pérdida de sensación bilateral se califica con "2". Si el paciente no responde y está cuadripléjico, la puntuación es "2". Los pacientes en coma (punto 1a = 3) reciben arbitrariamente un "2" en este reactivo.	0 = Normal; no hay pérdida sensorial 1 = Pérdida sensorial leve a moderada; el paciente siente el pinchazo como menos agudo o sordo en el lado afectado; o hay una pérdida de dolor superficial con el pinchazo, pero el paciente está consciente de que le tocaron 2 = Pérdida sensorial grave o total; el paciente no se da cuenta de que le tocaron en la cara, el brazo y la pierna	_____

(Continúa)

Escala NIH de enfermedad vascular cerebral - Continuación

Instrucciones	Definición de la escala	Puntuación
9. Lenguaje: se obtendrá una gran cantidad de información acerca de la comprensión durante las sesiones precedentes del examen. Se pide al paciente que describa lo que está ocurriendo en la imagen adjunta, nombrar los elementos en la hoja de nombres adjunta y leer la lista adjunta de oraciones. Se juzga la comprensión por las respuestas aquí, así como a todas las órdenes en el examen neurológico general precedente. Si la pérdida visual interfiere con las pruebas, pida al paciente que identifique objetos colocados en la mano, que repita y que diga algo. Al paciente intubado se le pedirá que escriba. El paciente en coma (pregunta 1a = 3) recibirá arbitrariamente un "3" en este reactivo. El examinador debe elegir una puntuación en el paciente con estupor o cooperación limitada, pero la puntuación de "3" sólo debe usarse si el paciente es mudo y no obedece órdenes simples.	0 = Sin afasia, normal 1 = Afasia leve a moderada; cierta pérdida obvia de fluidez o facilidad de comprensión, sin limitación significativa en las ideas expresadas o la forma de expresión. Sin embargo, la reducción del habla y/o la comprensión hace que la conversación sobre el material provisto sea difícil o imposible. Por ejemplo, en la conversación acerca de los materiales provistos, el examinador puede identificar la imagen o los nombres a partir de la respuesta del paciente 2 = Afasia severa; toda la comunicación es a través de expresión fragmentada; gran necesidad de inferencia, cuestionamiento y adivinación por parte del que escucha. El rango de información que puede intercambiarse es limitado. El examinador no puede identificar los materiales provistos a partir de la respuesta del paciente 3 = Mudez, afasia global; sin habla utilizable o comprensión auditiva	_____
10. Disartria: si se piensa que el paciente es normal, debe obtenerse una muestra de habla adecuada pidiéndole que lea o repita palabras de la lista adjunta. Si el paciente cursa con afasia grave, se puede calificar la claridad de la articulación del habla espontánea. Sólo si el paciente está intubado o tiene otra barrera física para hablar, este reactivo puede puntuarse con "9", y el examinador debe escribir claramente una explicación por no dar puntuación. No le diga al paciente por qué está siendo sometido a prueba.	0 = Normal 1 = Leve a moderada: el paciente arrastra cuando lee menos algunas palabras y, en el peor de los casos, puede ser entendido con cierta dificultad 2 = Grave; el paciente arrastra tanto las palabras como para ser ininteligible en ausencia de o desproporcionado con respecto a cualquier disfasia, o es mudo/anártrico 9 = Intubación u otra barrera física, explique	_____

(Continúa)

Escala NIH de enfermedad vascular cerebral - Continuación

Instrucciones	Definición de la escala	Puntuación
11. Extinción e inatención (antes "negligencia"): se puede obtener información suficiente para identificar la inatención durante la prueba previa. Si el paciente cursa con pérdida visual grave que evite la doble estimulación simultánea visual, y los estímulos cutáneos son normales, la puntuación es normal. Si el paciente tiene afasia, pero parece poner atención en ambos lados, la puntuación es normal. La presencia de anosognosia neglecta espacial visual también puede tomarse como evidencia de anormalidad. Como la anormalidad se califica sólo si está presente, este reactivo siempre puede ponerse a prueba.	0 = Sin anomalía 1 = Inatención o extinción visual, táctil, auditiva, espacial o personal a la estimulación simultánea bilateral es una de las modalidades sensoriales 2 = Hemi-extinción o hemi-inatención profunda a más de una modalidad. No reconoce su propia mano o se orienta sólo hacia un lado del espacio	_____
	Puntuación total de NIHSS:	

Hora de la evaluación NIHSS:_____
Fecha de la evaluación NIHSS:_____
Firma del médico/individuo certificado en NIHSS: _____

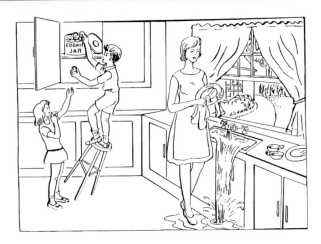

Con los pies en la tierra

Regresé a casa del trabajo

Cerca de la mesa en el comedor

Lo oyeron hablar en la radio anoche

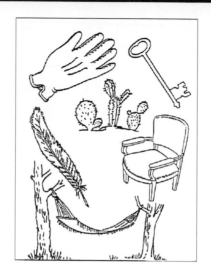

MAMÁ

TIP–TOP

CINCUENTA–CINCUENTA

GRACIAS

RUIBARBO

BEISBOLISTA

☐ GENERAL

Proceso idiopático caracterizado por vómitos recurrentes con periodos intermedios sin síntomas[1]
Tres o más episodios de vómito[2,3]
Paciente sano entre episodios[2,3]
Episodios estereotípicos de inicio, tiempo, síntomas y duración[2,3]
No hay causa orgánica identificada[3]
Pueden identificarse mecanismos disparadores en 68-80% de los episodios.[4]
El consumo crónico de cannabis es el detonador principal.[5]
    El síndrome de hiperémesis cannabinoide puede ser un diagnóstico separado.
Puede haber una asociación entre migrañas, migrañas abdominales y SVC.[6]

■ EVALUACIÓN

Se requiere un periodo de observación y exclusión de otras causas graves (tumores cerebrales, vólvulo).[7]
    Los pacientes con disparador de cannabis se automedicarán con cannabis para controlar la emesis.
    Si el paciente evita el cannabis por 1-2 semanas y aún cursa con emesis, continúe la evaluación para SVC.[8]
    Pregunte acerca de una conducta de baños frecuentes; a menudo está presente en el abuso de cannabis (duchas calientes).
Criterios de Roma IV:[9]
    Episodios típicos de vómito agudo < 1 semana de duración
    Tres o más episodios en el año previo y dos en los últimos 6 meses, separados por al menos una semana
    Ausencia de vómito entre episodios

Antecedentes familiares o personales de migraña son un criterio de apoyo.
No hay prueba de laboratorio específica; evite un examen amplio, pero dirija la evaluación en presencia de cualquiera de los siguientes marcadores:[10]
    Signos abdominales (vómito biliar, dolor a la palpación, dolor unilateral)
    Disparadores (ayuno, comida alta en proteínas, signos de enfermedad)
    Hallazgos neurológicos anormales (estado mental alterado, cefaleas graves)
    Deterioro o cambio en el patrón de los episodios
QS para electrolitos, glucosa, nitrógeno de urea en sangre (NUS), creatinina[10]
Imágenes abdominales para la malrotación del intestino[10]

La concentración sérica de ácido láctico puede elevarse durante un episodio agudo.[10]

Examen general de orina (EGO) (puede haber cetosis)

Lipasa[10]

Se justifica una TC de abdomen/pelvis en presencia de signos alarmantes.[10]

Considere una RM cerebral en presencia de signos neurológicos.

Piense en hiperamoniemia si el disparador es una enfermedad, el ayuno o comida alta en proteínas.

En presencia de hiponatriemia o hipoglucemia, considere evaluar para enfermedad de Addison.[10]

■ MANEJO

Ingrese al paciente si requiere infusión continua de líquidos i.v., antieméticos o analgésicos ocasionales.

Refiera a los niños a una especialista como un gastroenterólogo o neurólogo pediatra, según sea necesario.

No se ha identificado un tratamiento específico.[11]

Se ha sugerido un ensayo con medicación antimigrañosa.

Sumatriptán—propranolol—antidepresivos tricíclicos (dosificación v.o.).[12]

Amitriptilina > 5 años de edad; inicie con 0.5 mg/kg/d por la noche.[13]

Puede requerir 1 mg/kg por la noche y 1-2 meses para hacer efecto.[13]

La dosis media para adultos es de 50 mg diarios.[14]

También se ha usado doxepina.

Complementos alimenticios de venta libre de coenzima Q10 y L-carnitina[15]

Ondansentrón, 0.15 mg/kg i.v. c/4 h hasta 3 dosis[16] (no exceda de 16 mg en una sola dosis i.v. u 8 mg > 75 años, por el riesgo de prolongación del QT).[16]

Se ha descrito el uso de altas dosis de ondansetrón (0.3 mg/kg, máximo 20 mg), (véanse las advertencias de la FDA).

Puede requerirse sedación añadiendo lorazepam o difenhidramina.

Considere el uso de haloperidol.

Se ha añadido dextrosa al 10% con solución salina 0.45% i.v. con cierto éxito.

□ GENERAL

La mayoría de las infecciones tiene organismos mixtos.[1]

Diferencie de infecciones más graves (absceso periamigdalino, infecciones de la glándula parotídea, angina de Ludwig u otras infecciones faciales o del cuello profundas) que pudieran diseminarse en forma intracraneal o afectar la vía aérea.[2]

■ EVALUACIÓN

Considere una fuente no dental (como sinusitis, articulación temporomandibular [ATM], neuralgia, otitis media [OM], parotitis, úlceras, pericoronitis, sialolitiasis, arteritis).

La TC es la técnica de elección si hay preocupación de afectación profunda de la cara o el cuello.[3]

La radiografía lateral de cuello puede revelar cualquier compresión traqueal o anomalía retrofaríngea.

Por lo general no se indican las pruebas de laboratorio.[1]

BH/PCR pueden sugerir extensión.

■ MANEJO

Refiera al odontólogo.

Considere evitar la monoterapia para las infecciones graves, ya que es poco efectiva.[4]

Tratamiento i.v.

Ampicilina-sulbactam, 3 g i.v. o

Penicilina G, 2-4 millones de unidades más metronidazol, 500 mg i.v. o

Clindamicina, 600 mg i.v.

Tratamiento v.o.

Penicilina VK, 500 mg 4 veces al día

Amoxicilina/ácido clavulánico, 875 mg 2 veces al día

Clindamicina, 450 mg 3 veces al día

Manejo del dolor

Las formulaciones combinadas de acetaminofén e ibuprofeno han demostrado beneficios.[5]

Considere las formulaciones v.o. tópicas: hidróxido de aluminio y magnesio: ungüento de lidocaína: difenhidramina.

Se recomiendan los AINE antes que los opioides.[6]

Recomendaciones de terapia antimicrobiana y utilidad variable[7]

Maxilar derecho Maxilar izquierdo

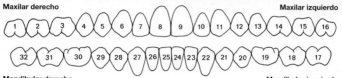

Mandibular derecho Mandibular izquierdo

Maxilar derecho Maxilar izquierdo

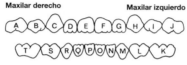

Mandibular derecho Mandibular izquierdo

☐ GENERAL

Síntomas tempranos de hiperglucemia: poliuria, polidipsia, pérdida de peso
Síntomas tempranos de cetoacidosis: dolor abdominal, náusea, vómito, hiperventilación
La CAD (y el estado hiperglucémico hiperosmolar [EHH]) se caracterizan por:[1]

Glucosa sérica > 250 mg/dL (EHH > 600)
Bicarbonato sérico < 18 mEq/L (EHH > 18)
Brecha aniónica > 10 (EHH variable)
pH sanguíneo < 7.30 (EHH > 7.30)
Cetonas séricas/urinarias elevadas (EHH normales o poco elevadas)
Deshidratación

Diferencie de la crisis hiperglucémica hiperosmolar.

La glucosa suele ser más alta en EHH (> 600)—pH > 7.3—bicarbonato > 18—cetonas
normales o poco elevadas—osmolaridad > 320 mOsm/kg.

CAD: tríada de hiperglucemia, acidosis metabólica con brecha aniónica, cetonemia[2]
EHH: hiperglucemia marcada, cetonas normales o poco elevadas, osmolaridad sérica
aumentada, anomalías neurológicas frecuentes.[2]
Síntomas de CAD: respiraciones profundas de Kussmaul, aliento con olor a frutas,
deshidratación, cambios en el estado mental.

■ EVALUACIÓN

Pruebas de laboratorio:

Química sanguínea (QS): incluye magnesio y fosfato[3]
Biometría hemática (BH), análisis de orina y ECG
Gasometría arterial (GA) si el bicarbonato se encuentra disminuido o se sospecha
hipoxia
HbA1c, útil para diferenciar una historia de control de DM
Beta-hidroxibutirato sérico[4]
Hemocultivos si se sospecha sepsis
Radiografía de tórax si se sospecha neumonía

■ MANEJO

Monitorice la glucosa cada hora, y los electrolitos y el pH venoso cada 2-4 horas hasta
que el paciente se encuentre estable.
Trate cualquier causa subyacente: IVU, IM, infecciones.

Líquidos intravenosos:[5]

Hipovolemia grave: salina al 0.9% i.v. (adulto: ~ 1 L/h) durante las primeras horas

Hipovolemia ligera: evalúe el sodio sérico corregido para el manejo de los líquidos i.v. (para cada 100 mg/dL > 100 de glucosa, añada 2 mEq a la concentración de sodio)

Hipovolemia ligera sin hiponatriemia = 250-500 mL/h de salina al 0.45%

Hipovolemia ligera con hiponatriemia = 250-500 mL/h de salina al 0.9%

Cuando la glucosa llegue a 200, cambie los líquidos a dextrosa al 5% con 0.45% a 150-520 mL/h.

Insulina:[5]

0.1 unidades/kg i.v. en bolo, y después infunda 0.1 unidades/kg/h (68 kg = 8-10 unidades en bolo y 7 unidades/h en infusión)

O

0.14 unidades/kg/h sin bolo[6]

La insulina SC es igual de efectiva que la i.v. en la CAD (inicie con 0.3 unidades/kg seguidas de 0.1 unidades/kg/h hasta que la glucosa llegue a < 250) para pacientes estables y sólo cuando haya personal de enfermería adecuado para monitorizar cada hora.[7,8]

K^{+}:[5]

Asegure una uresis > 50 mL/h.

K^+ < 3.3 mEq/L = use 20-40 mEq/h de KCL añadido a i.v. y **sustituya el K^+ antes de iniciar la insulina (la insulina empeoraría la hipopotasiemia).**[9]

K^+ 3.3-5.2 mEq/L = use 20-30 mEq/h/L de KCL de líquido i.v.

K^+ > 5.3 = no administre K^+ pero monitorice cada 2 horas.

Considere un complemento de sulfato de magnesio (8-12 g i.v. las primeras 24 horas).[10]

Bicarbonato: 100 mmol (100 mEq) de $NaHCO_3$ en 400 mL de H_2O durante 2 horas, sólo si el pH < 6.9 infunda durante 2 horas[5]

El edema cerebral es una complicación sobre todo en pacientes < 20 años.[11,12]

Pueden presentarse síntomas 12-24 horas después del inicio del tratamiento debido a cambios osmolares.

1-2 L de salina normal suele ser seguro para adultos.

Monitorice de manera estrecha a los niños; ellos no reciben un bolo de insulina (sólo insulina por goteo) y en general sus requerimientos de líquidos son menores.

Manitol (0.25-1 g/kg) puede ayudar en casos de edema cerebral.[11]

Ingrese los casos graves a la unidad de cuidados intensivos (UCI).

□ GENERAL

Dolor abdominal agudo y constante, por lo regular en el cuadrante inferior izquierdo.[1]
    Puede haber presencia de náusea, vómito, febrícula, intolerancia a la ingesta oral y
        síntomas de peritonitis.[1]
< 2% de la diverticulitis se perfora.[2]
    La perforación eleva la tasa de mortalidad a alrededor de 20%.[2]

■ EVALUACIÓN

Biometría hemática (BH) (el conteo de glóbulos blancos, CGB, puede ser normal en
45% de los casos).[3]
QS
Análisis de orina
Gonadotrofina coriónica humana en mujeres
Sospecha de perforación: pruebas de funcionamiento hepático—fosfatasa alcalina—
    bilirrubina directa—lipasa
Hemocultivo de las heces[4]
La TC abdominal (por contraste v.o. e i.v.) tiene sensibilidad de 94% y especificidad
de 99%.[5]
    Sin embargo, la mayoría de los radiólogos concuerda en no usar el contraste v.o. y
        también puede lograrse con una TC de protocolo renal.
La TC es la prueba más común para confirmar el diagnóstico, aunque puede no ser
    necesaria en casos leves.[4]

■ MANEJO

El manejo ambulatorio es una opción segura en casos no complicados.[6]
Manejo hospitalario:[7]
    Casos complicados: fístula, obstrucción, absceso, perforación
    Otros casos incluyen sepsis, inmunosupresión (como en DM no controlada, VIH),
        fiebre > 39 °C, edad avanzada, leucocitosis significativa, dolor abdominal o
        comorbilidades significativos, intolerancia a la ingesta oral, no confiabilidad,
        fracaso en el manejo ambulatorio.
Tratamiento ambulatorio con antibióticos: reevalúe en 2-3 días e ingrese al paciente si
    no mejora.[8]
    Opciones antimicrobianas, tratamiento durante 10-14 días (consulte el antibiograma
        local):

Trimetroprim/sulfametoxazol 2 veces al día más metronidazol, 500 mg 3 o 4 veces al día

Ciprofloxacino, 500 mg 2 veces al día más metronidazol, 500 mg 3 o 4 veces al día

Amoxicilina/ácido clavulánico, 875 mg 2 veces al día

Levofloxacino, 750 mg diarios, más metronidazol, 500 mg 3 o 4 veces al día

Piperacilina-tazobactam, 3.375 g i.v. c/6 horas

Ticarcilina-clavulanato, 3.1 g i.v c/6 horas

Imipenem-cilastatina, 500 mg c/6 horas

Colonoscopia después de la resolución[9]

☐ GENERAL

Es más común en niños, pero puede ocurrir a cualquier edad.[1]

Los lactantes (edad < 1 año) y los ancianos (edad > 85 años) son los más vulnerables.[2]

Haemophilus influenzae tipo b (Hib) es la etiología más común en niños.[3]

La vacunación de rutina ha disminuido de manera significativa la incidencia, aunque sigue presentándose.[3]

Hay un amplio rango de causas en adultos: bacterias, virus y una mezcla; muchos pueden dar cultivos negativos.[4]

Se ha observado que los estreptococos son la etiología clave.[5]

Emergencia médica: dificultad respiratoria—estridor—ansiedad—postura de trípode—no se acuesta—babeo—voz gutural, o "de papa caliente"

Los principales grupos de riesgo son las personas no vacunadas, sub-vacunadas o inmunocomprometidas.

▩ EVALUACIÓN

El inicio puede ser abrupto; difiera la visualización directa o los procedimientos dolorosos hasta después de evaluar la vía aérea.[6]

La postura puede indicar obstrucción parcial—fiebre alta—disnea—voz engolada—dolor de garganta.[2]

Asegure la vía aérea en presencia de dificultad respiratoria antes de hacer otros diagnósticos.[2]

La afectación de la vía aérea es menos común en los adultos, en quienes la queja más frecuente es el dolor de garganta.[7]

Evalúe de manera gentil a los niños vacunados con síntomas leves.[8]

Leve = sin cianosis, sin estridores, mínimo aumento de síntomas con la actividad física[8]

La radiografía lateral de cuello puede confirmar la sospecha; sin embargo, no es necesaria para el diagnóstico.[2,9]

Estrechamiento de la vía aérea (signo de reloj de arena) típico de la laringotraqueítis en la vista AP

Crup = tos perruna, cómodo en supinación, epiglotis normal a la visualización[2]

Epiglotitis = ansiedad, babeo y ausencia de tos perruna[2]

Epiglotitis inflamada (signo del pulgar) típica de la epiglotitis[10]

Considere posible aspiración de cuerpo extraño.

La sospecha clínica debe ser alta en presencia de rasgos característicos debido a la posibilidad de obstrucción completa de la vía aérea.[11]

El diagnóstico definitivo es la visualización directa de la epiglotis, pero sólo deberá hacerse en un lugar donde pueda asegurarse la vía aérea.

Hemocultivo (evite procedimientos dolorosos hasta haber evaluado la vía aérea).

■ MANEJO

Maneje la vía aérea en presencia de una obstrucción emergente.[2,12]

> Signos de obstrucción total o casi total: grave dificultad respiratoria—cianosis—pánico—babeo—posición de trípode
>
> Bolsa-válvula-mascarilla (BVM) con oxígeno al 100%; contacte al anestesiólogo y al otorrinolaringólogo (ORL).
>
> Si el paciente no puede mantener SaO2 en la escala alta de 80, y no mejora, considere un intento de intubación endotraqueal mientras un segundo médico se prepara para realizar una vía aérea quirúrgica.
>
> Si las saturaciones se mantienen en la escala alta de 80 y el paciente mejora, considere el manejo de la vía aérea en un escenario controlado (quirófano) por un anestesiólogo, en presencia de un ORL.[2,12]
>
> En ausencia de signos de obstrucción total o casi total, reúna a los especialistas en vía aérea para considerar el manejo en un escenario controlado y/o monitorización por cuidados intensivos.[2,12]
>
>> Mantenga al paciente en calma sin procedimientos dolorosos.[12]
>>
>> Oxígeno humidificado[12]

Tratamiento empírico: ceftriaxona (o cefotaxima) Y vancomicina (u otro medicamento antiestafilocócico)[13-15]

> Carbapenem o quinolona son una opción (con vancomicina) si hay alergia a la penicilina o a la cefalosporina.
>
> Puede considerar consultar con un infectólogo y la monitorización de los cultivos.

Puede considerar el uso de corticosteroides, pero hay evidencia limitada de que sean benéficos.[16-18]

Oxígeno[1]

Líquidos intravenosos para hidratación[1]

Uso cauteloso de adrenalina racémica: su beneficio es limitado y los medicamentos nebulizados pueden exacerbar el padecimiento.[1,12]

Adrenalina racémica también puede dar un efecto de rebote: la administración continua puede evitar este efecto.[19]

Ingrese al paciente.

☐ GENERAL

Alrededor de 90% de los sangrados anteriores ocurre en el plexo de Kiesselbach.[1]

Traumatismo—meterse el dedo en la nariz—baja humedad—rinitis—excoriación crónica—pacientes anticoagulados—enfermedad de Rendu—Osler—Weber.

La relación con la hipertensión arterial (HAS) no es clara, y puede ser incidental en la HAS, aunque ese padecimiento puede prolongar el sangrado.[2,3]

Etilismo y esteroides pueden elevar el riesgo.[4]

Los sangrados posteriores son más difíciles de controlar y el volumen de sangre es mayor.

■ EVALUACIÓN

Valore los factores contribuyentes:

Anticoagulación, cirugía, medicaciones (ácido acetilsalicílico, esteroides nasales, cocaína), cirrosis, traumatismo, antecedentes de sangrados por la nariz

Tiempo de protombina (TP) si el paciente está anticoagulado.[5,6]

De otra forma, no es necesaria como prueba de rutina.[5,6]

Biometría hemática (BH) si el sangrado es grave.[7]

Tipifique y haga prueba cruzada si se requiere transfusión.[7]

■ MANEJO

Suene la nariz para quitar los coágulos.

Administre oximetazolina nasal y haga que el paciente se apriete las narinas por > 10 minutos[8] (este método detiene el sangrado en 65% de los pacientes = no es probable que cause HAS).

Considere un ansiolítico: lorazepam.

Si no se controla, puede retirar los coágulos con succión. Inspeccione para identificar la fuente del sangrado.

Puede cauterizar con nitrato de plata si identifica el sitio, aunque requiere una superficie relativamente libre de sangre. Debe lograrse primero la hemostasia.[9]

Considere ácido tranexámico (ATX) tópico.[10]

Remoje 500 mg/5 mL: aplique con gasa; déjelo durante 20 minutos.

Considere el taponamiento anterior.

Rapid Rhino funciona bastante bien; no aplique ungüento antibiótico si se usa este producto; sólo tiene que sumergirlo en solución salina durante cerca de 30 segundos antes de la inserción; por lo regular el taponamiento se deja en su lugar por 3 días.

Si el sangrado persiste con el taponamiento anterior, considere un taponamiento posterior.

Por lo general se requiere hospitalización para el <u>taponamiento posterior</u>.[11]

Las tasas de complicación (3%) incluyen aspiración, infarto al miocardio (IM) e hipovolemia.[11]

Potencial de complicaciones de vía aérea y vasculares.

Seguimiento por otorrino en 2-3 días para el <u>taponamiento anterior</u>.

El taponamiento anterior no requiere antibióticos.[10,12]

Después de retirar el taponamiento, aplique aerosol salino nasal, 2 inhalaciones 5 veces al día por varias semanas para mantener húmeda la superficie de la mucosa nasal (si no hubo taponamiento, de todas maneras debe usarse el aerosol salino nasal durante varias semanas).

SÍNDROME DE STEVENS-JOHNSON

☐ GENERAL

El eritema multiforme (EM) es un proceso de resolución espontánea, inmunomediado, caracterizado por lesiones cutáneas en forma de diana.

>Es distintivamente diferente del síndrome de Stevens-Johnson (SSJ), que es una grave reacción mucocutánea.[1]

EM mayor = afectación de las mucosas (aunque similar a SSJ, la evidencia sugiere que podrían ser trastornos diferentes).[1]

>El SSJ suele ser inducido por fármacos.[2]

EM menor = sin afectación de las mucosas

EM—se han descrito múltiples etiologías, como infecciones bacterianas y virales (herpes), medicamentos, en especial penicilina y sulfas, causas autoinmunes y neoplasias malignas.[3]

■ EVALUACIÓN

El diagnóstico es clínico en su mayoría.[4,5]

Exploración: las lesiones redondas en forma de diana son la presentación clásica, pero no siempre están presentes.[4]

>Anillo inflamatorio de color rojo oscuro—área central opaca o ampolla—halo en la periferia—estos hallazgos constituyen la diana clásica.

>Si están presentes las lesiones mucosas, suelen ser asintomáticas.[3]

>La fiebre y los dolores corporales son más comunes en casos con afectación de las mucosas.[3]

>La duración de las lesiones es de alrededor de 2 semanas.[4]

El SSJ imita al EM mayor.[5]

>Las lesiones del SSJ suelen ser más troncales.

>El dolor a la palpación cutánea es más común en el SSJ.

>El SSJ exhibe más síntomas sistémicos, como fiebre, mialgia, malestar.

>El SSJ más común es por ingesta reciente de medicamentos.

>Las lesiones del SSJ tienden a ser más maculares, al contrario de las lesiones del EM, que son papulares.

Las pruebas de laboratorio no son específicas:[3,4]

>Biometría hemática (BH) (el conteo de glóbulos blancos, CGB, puede estar elevado).

>QS (las enzimas hepáticas pueden estar elevadas).

>Velocidad de sedimentación globular (VSG) puede estar elevada.

>Considere pruebas serológicas para el herpes simple.[6]

En general no se requieren pruebas de laboratorio en la mayoría de los casos de rutina de EM.
SSJ: también estudios de coagulación, PCR, serología micoplasmática, examen general de orina (EGO).
Radiografía de tórax en presencia de síntomas respiratorios.

■ MANEJO

Enfermedad leve con afectación cutánea o limitada de las mucosas de la boca que no incapacita al paciente, quien no parece enfermo; no hay ensayos controlados aleatorizados para guiar el manejo, salvo por el tratamiento sintomático.

Corticosteroides tópicos:
Antihistamínicos v.o.
Formulaciones v.o. de lidocaína, difenhidramina y antiácidos
Suspenda los fármacos que puedan ser la etiología.

Afectación grave de las mucosas de la boca:
Prednisona, 40-60 mg/d y ajustar en las siguientes 2-3 semanas.[7]

Ingrese a los casos graves de EM, en especial:[8]
Pérdida cutánea
Incapacidad de tolerar v.o.

Consulte con oftalmología si hay afectación ocular.[8]

Diseminación grave de la reacción mucocutánea con ampollas, descamación cutánea y síntomas sistémicos son rasgos clásicos de SSJ.[9]

Algunos consideran que el SSJ y la necrosis epidérmica tóxica (NET) son enfermedades similares a lo largo del mismo espectro que varían en gravedad. NET suele diagnosticarse cuando se involucra más de 30% de la superficie cutánea.

La UCI o la unidad de quemados son los lugares preferidos para el tratamiento.[9]
Reanimación con líquidos i.v.
Suele utilizarse la inmunoglobulina i.v. (IGIV); su eficacia no es clara.[10]
Dexametasona i.v. disminuye la mortalidad.[11]

☐ GENERAL

El metanol y el etilenglicol se absorben con rapidez (concentraciones séricas máximas en 1-2 horas).[1]

> 1g/kg (de metanol o etilenglicol) se considera letal en ausencia de tratamiento.
>
> Las guías de producto rara vez tienen concentraciones:
>> Por lo general, las soluciones al 50% vol/vol tienen 0.4 g/mL de metanol o 0.6 g/mL de etilenglicol.

Productos comerciales: anticongelante, preparaciones automotrices (por lo general contienen fluoresceína), limpiadores, solventes

Los alcoholes primarios son en esencia no tóxicos: la meta es prevenir la oxidación de los metabolitos tóxicos.[2]

Toxicidad temprana: depresión del SNC y síntomas de intoxicación similares al etanol

Toxicidad tardía: acidosis metabólica con elevación de la brecha aniónica (también en la brecha osmolar), taquipnea, estado mental alterado

Descoordinación muscular, cefalea, disartria, estado mental alterado, vómito, convulsiones, letargo

> La ceguera y los cambios visuales son típicos de la toxicidad por metanol.
>
> El dolor de costado, la oliguria y la hematuria son típicos de la toxicidad por etileno.

■ EVALUACIÓN

Glucosa (evalúe para descartar hipoglucemia).

Niveles de acetaminofén (paracetamol) y salicilato (evalúe para co-ingestas).

ECG (el etilenglicol puede prolongar el intervalo QT debido a sus efectos en el calcio).

QS (brecha aniónica/función renal)

> Calcule la osmolaridad sérica.

Lactato (puede estar elevado).[3]

Concentraciones séricas de etanol (para ayudar a determinar la brecha osmolar).

Concentraciones séricas de metanol, isopropanol y etilenglicol

> No dependa de las pruebas séricas antes mencionadas.

Análisis de orina (para cristales)

> La formación de cristales de oxalato es un hallazgo tardío y no específico.[4]
>
> El examen de orina con fluoresceína se realiza con frecuencia, pero es una mala prueba diagnóstica con valor limitado.[5,6]

Considere gonadotrofina coriónica humana (HCG).

Diagnóstico definitivo: concentraciones de etilenglicol > 50 mg/dL[4]

Si es más baja, no se puede descartar la toxicidad (el compuesto primario puede estar parcialmente metabolizado).[4]

Sugestivo del diagnóstico:[4]

Antecedentes de ingesta—brecha osmolar > 10 unidades en la ingesta aguda

Acidosis metabólica con brecha aniónica alta inexplicable después de considerar otras causas

Hipocalcemia

■ MANEJO

Control de la vía aérea de los pacientes intoxicados—hiperventile si el paciente está intubado.

Reanimación con líquidos i.v. y vasopresores si es necesario

Fomepizol, 15 mg/kg i.v. dosis de carga, después 10 mg/kg/h × 4 dosis (bloquea la alcohol deshidrogenasa)[7]

Bicarbonato de sodio, 1-2 mEq/kg en bolo, después 132 mEq de infusión $NaHCO_3$ en 1 L de dextrosa al 5% en agua a 200-250 mL/h para un pH < 7.3

Toxicidad por metanol conocida: dé ácido fólico, 50 mg i.v. c/6 horas además de fomepizol

Toxicidad por etilenglicol conocida: tiamina, 100 mg i.v. y piridoxina, 50 mg i.v., además de fomepizol[8]

Consulte para hemodiálisis.[9]

Ingrese al paciente si hay: depresión del SNC—control de vía aérea—intento suicida—administración de fomepizol e ingestas significativas.

Dé el alta si: no hay intento suicida—no se detectan concentraciones de etanol ni anomalías en las pruebas de laboratorio.

Recomiende llamar a un Centro de intoxicaciones si se sospecha ingesta de alcohol tóxico.

☐ GENERAL

Definición clásica: enfermedad febril prolongada sin causa definida[1]

Fiebre > 38 °C

Duración de al menos 3 semanas

Etiología poco clara después de la evaluación en el hospital

A los servicios de urgencias se presentan pacientes con fiebre cuya duración y grado pueden no haberse establecido todavía.

La verdadera fiebre de origen desconocido (FOD) es poco común.

Origen: los porcentajes varían ampliamente, según el estudio y los criterios de inclusión[2]

Infecciosa: 20-40% (abscesos, endocarditis, tuberculosis, osteomielitis, infección de las vías urinarias [IVU])

No infecciosa: 10-30% (artritis reumatoide [AR] juvenil, lupus, arteritis temporal, polimialgia reumática)

Neoplasias malignas: 20-30% (leucemia, carcinoma de células renales)

Otros: 10-20% (tiroiditis aguda, fiebre medicamentosa, cirrosis alcohólica)

■ EVALUACIÓN

No se han establecido directrices basadas en la evidencia; los estudios iniciales pueden incluir:[2]

Antecedentes y exploración física

Biometría hemática (BH)

QS

Pruebas serológicas para hepatitis si las pruebas de funcionamiento hepático son anormales.

Hemocultivos

Examen general de orina (EGO) y urocultivo

Radiografía de tórax

Calcio

Velocidad de sedimentación globular (VSG), proteína C reactiva (PCR)

Procalcitonina

Anticuerpos antinucleares (ANA)

Factor reumatoide (FR)

Lactato sérico

Anticuerpos contra VIH

La evaluación del sistema orgánico específico requerirá pruebas específicas; los casos complejos precisarán interconsulta con el especialista.[3]

MANEJO

Evite el tratamiento empírico, salvo en ciertos casos como:[3]

Antimicrobianos para sospecha de endocarditis con hemocultivo negativo

Esteroides para sospecha de arteritis temporal

Fármacos antituberculosos para los pacientes con sospecha de tuberculosis (TB)

Suspender los fármacos si hay sospecha de fiebre medicamentosa

Los pacientes neutropénicos con fiebre deben ser tratados con rapidez con antimicrobianos de amplio espectro.[4]

La disposición depende del origen de la fiebre, las comorbilidades y la gravedad de la enfermedad.

ERITEMA INFECCIOSO (PARVOVIRUS B19)

☐ GENERAL

La quinta enfermedad se caracteriza por un aspecto de "mejilla abofeteada"; suele ser un leve padecimiento febril, y el exantema es la manifestación más común de infección por parvovirus B19.[1]

Cinco síntomas de parvovirus B19:[2]

Quinta enfermedad/eritema infeccioso (más común)

Crisis aplásica transitoria

Poliartritis

Hidropesía fetal que deriva en aborto espontáneo.

Aplasia pura de glóbulos rojos/anemia en pacientes inmunocomprometidos

La transmisión de persona a persona es la más común (gotículas respiratorias).[3]

Asintomática o síntomas parecidos a la gripe: exantema de mejilla abofeteada, exantema troncal maculopapular eritematoso con claro central, a menudo en un patrón como lazo, y fiebre no específica, coriza, mialgia[3]

■ EVALUACIÓN

Diagnóstico clínico[3]

Las pruebas de laboratorio están indicadas en los pacientes inmunocomprometidos, embarazadas o pacientes con crisis aplásica transitoria.[3]

Las pruebas de anticuerpos para la detección de inmunoglobulina M (IgM) confirman el diagnóstico en pacientes inmunocompetentes.

Biometría hemática (conteo de reticulocitos y concentración de Hgb reducidos)[4]

■ MANEJO

No se requiere un tratamiento específico.[3]

Manejo sintomático

AINE para las artralgias

Ultrasonido semanal a las embarazadas para monitorizar para hidropesía fetal[3]

Transfusiones de concentrado eritrocitario a los pacientes con crisis aplásica transitoria.[3]

La mayoría de las infecciones es benigna, de resolución espontánea en pocas semanas.[3]

□ GENERAL

Indicaciones para el retiro de un cuerpo extraño (CE) en la piel:[1]
- CE que causan dolor—infección—fines cosméticos—disfunción de la movilidad articular
- Material orgánico (alto riesgo infeccioso): madera—materia vegetal

Los objetos inertes (metal, vidrio) tienen un menor riesgo de infección. Se debe ponderar el traumatismo de la remoción contra el beneficio.[1]

Los CE cerca de estructuras críticas (nervios, arterias) pueden necesitar ser retirados por un especialista.

El CE ingerido más común es una moneda.[2]

■ EVALUACIÓN

La vía aérea y la respiración son los aspectos más importantes en caso de ingesta de CE.

Imagenología del área sospechosa incluso si se siente que el CE es radiolúcido.[3]
- Los objetos planos ingeridos tienden a orientarse en forma coronal, y aparecen planos/redondos en la vista AP.[4]
- Los objetos traqueales planos tienden a orientarse en forma sagital, y se ven mejor en una proyección lateral.[4]

■ MANEJO

CE ingeridos que requieren remoción inmediata:[3]
- Batería de disco (esofágica)
- Polímero afilado, largo (> 5 cm) o superabsorbente
- Afectación u obstrucción de la vía aérea
- Fiebre, dolor abdominal, vómito
- CE esofágico y > 24 horas desde la ingestión, o tiempo desconocido

Se pueden apreciar:[3]
- Objetos romos

Ingestión de imanes: consulte al gastroenterólogo.[5]
- Si se trata de un solo imán en el estómago, existe la opción de una monitorización serial con rayos X con "precauciones para los imanes": evite objetos magnéticos cercanos.

Ingestión de baterías: consulte con el gastroenterólogo, porque las directrices difieren y no está claro cuáles proporcionan los mejores resultados.[6]

Línea de emergencia de la *National Battery Ingestion* (EU) 202-625-3333.

CE en la piel: vea el apartado de "General" en la página anterior.

Ponderar riesgo/beneficio

Los anzuelos se empujan, se corta la punta y se retiran hacia atrás.

Considere hacer una incisión para exponer los CE superficiales.

Considere una incisión elíptica ancha del tejido para los CE profundos.[1]

Refuerzo antitetánico según se requiera

☐ GENERAL

El hallazgo más predictivo para el sangrado GI alto es la melena; para el sangrado GI bajo son coágulos en las heces, heces con sangre de color rojo brillante/marrón.[1]
Puede ocurrir melena con sólo 50 mL de sangre.
No hay evidencia de que el lavado gástrico cambie el pronóstico.[2]
Establezca antecedentes: sangrado GI previo—fármacos anticoagulantes—enfermedad ulcerativa—cirrosis.

■ EVALUACIÓN

Valore el estado hemodinámico.[3-5]
Hipovolemia leve:[5] taquicardia en reposo
Hipovolemia moderada:[5] hipotensión ortostática (la PA sistólica baja > 20 mm Hg y/o el ritmo cardiaco se eleva > 20 latidos por minuto entre la posición supina y de pie [15% de pérdida sanguínea]).
Hipovolemia grave:[5] hipotensión supina (40% de pérdida sanguínea)
Considere la intubación endotraqueal en pacientes predispuestos a la aspiración o en casos graves (demencia, sangrado grave, pacientes hipovolémicos).
Pruebas de laboratorio:
Biometría hemática (BH)
QS (incluye PFH)
Tiempo de protrombina (TP)/coeficiente internacional normalizado (INR)/tiempo de tromboplastina parcial (TTP)
Tipifique y haga prueba cruzada de sangre si sospecha la necesidad de hacer una transfusión.
Enzimas cardiacas si hay riesgo de infarto al miocardio (IM).
ECG si hay riesgo de IM.
Existe evidencia de que los recuentos de Hgb y Hct caen bastante rápido en el sangrado agudo.[6,7]
Una hemoglobina normal inicial no descarta por completo un sangrado significativo.
No existe un beneficio diagnóstico ni terapéutico del lavado gástrico.[8]
Examen rectal: busque melena para el sangrado GI alto. Examine fisuras o hemorragias para el sangrado GI bajo.
Prueba de hemocultivo de heces
Los signos de peritonitis sugieren perforación.

■ MANEJO

Nada por vía oral (NVO)

Establezca dos grandes vías i.v. (calibre 18 o mayor).

Infunda solución salina o ringers lactados (al menos 500 mL durante 30 minutos).[9]

Transfunda sangre.[10]

> Hgb < 9 g/dL en alto riesgo (edad avanzada, EAC)
>
> Hgb < 7 g/dL en riesgo bajo
>
> Evite la sobretransfusión de sangrado varicoso sospechado (puede empeorar el sangrado).[10]
>
> > Transfunda a Hgb ≥ 10 g/dL.[10]

Pantoprazol (IBP), 80 mg i.v., y después infusión de 8 mg/h[11]

> Sangrado varicoso:
>
> > Ocreotida, 50 mcg i.v. en bolo, y después infusión de 50 mcg/h
>
> Pacientes cirróticos:
>
> > Ceftriaxona, 1 g/d i.v.

No se ha demostrado una función para el uso de ácido tranexámico (ATX).[12]

Revierta la anticoagulación con base en cada caso, según la gravedad.

> Vitamina K, 10 mg i.v. por 10-20 minutos (Warfarina)
>
> Concentrado de complejo protrombina Factor 4 (Kcentra)

Consulte con un gastroenterólogo.

Escala de Blatchford[13]

NUS (mg/dL)	
< 18.2	0
18.2-22.3	+2
22.4-28	+3
28-70	+4
> 70	+6

Hemoglobina (g/dL) para los hombres	
> 13	0
12-13	+1
10-12	+3
< 10	+6

Hemoglobina (g/dL) para las mujeres	
> 12	0
10-12	+1
< 10	+6

Presión arterial sistólica (mm Hg)	
≥ 110	0
100-109	+1
90-99	+2
< 90	+3

Otros criterios	
Pulso ≥ 100 (por minuto)	+1
Presencia de melena	+1
Debut con síncope	+2
Antecedentes de enfermedad hepática	+2
Antecedentes de insuficiencia cardiaca	+2

Cualquier puntuación > 0 está en alto riesgo de intervención: transfusión, cirugía.

0 = riesgo bajo

Ingrese a los pacientes con sangrado GI alto para una endoscopia temprana.

La escala de Blatchford puede ayudar a la estratificación del riesgo para el manejo ambulatorio de pacientes selectos < 60 años sin comorbilidades, hipotensión o taquicardia. La decisión suele tomarse mediante consulta con gastroenterólogo cuando hay un acceso fácil a la endoscopia ambulatoria y no hay sospecha de sangrado varicoso.[14,15]

Ingrese a los pacientes con sangrado GI bajo para una colonoscopia temprana.

El manejo ambulatorio puede estar indicado en casos selectos sin afectación hemodinámica, sin sangrado abundante, edad < 60 años, o si el examen revela una fuente anorrectal.

AGUDO DE ÁNGULO CERRADO

☐ GENERAL

Se define como neuropatía óptica. Suele asociarse con un aumento en la presión intraocular (PIO), pero no siempre.[1]

Es la segunda causa de ceguera. La primera son las cataratas.[2]

Ángulo cerrado = 1/3 de los casos[3]

> El cierre del ángulo entre el iris y la córnea causa una súbita obstrucción, con elevación de la PIO.

Ángulo abierto = 2/3 de los casos[3]

> El glaucoma de ángulo abierto es crónico y suele ser asintomático al inicio de la enfermedad. Por lo común se identifica a través de revisión selectiva.

Factores de riesgo: edad avanzada (> 60 años), antecedentes familiares de ángulo cerrado, sexo femenino, hipermetropía, no caucásico (los asiáticos están en el riesgo más alto).[4]

Dolor ocular grave (por lo general unilateral)—pérdida de visión o visión súbita borrosa—halos alrededor de las luces—cefalea—enrojecimiento ocular—náusea/vómito—pupila levemente dilatada, nublada, que reacciona mal a la luz.[3]

Los antecedentes pueden ser muy importantes. La luz baja (apagar las luces o entrar a un cuarto oscuro puede desencadenar el proceso) causa dilatación papilar que bloquea el ángulo.[5]

> No dilate las pupilas en el servicio de urgencias. Difiera a oftalmología.

■ EVALUACIÓN

Exploración ocular

> La gonioscopia es el estándar de oro para el diagnóstico. El oftalmólogo usa la lámpara de hendidura para visualizar el ángulo.

Valore la PIO,[6] la agudeza visual, y examine el campo visual.[7]

> La PIO elevada es el principal factor de riesgo para glaucoma, pero por sí misma no basta para el diagnóstico.[8]
>
> Valor predictivo positivo: 52.1%[8]
>
> Valor predictivo negativo: 99.4%[8]
>
> > PIO normal: 8-21 mm Hg[8]
> >
> > PIO elevada = > 21 mm Hg[8,9]

Acompañan a la PIO elevada: dolor periocular—náusea/vómito—visión borrosa con antecedente de visión de halo—inyección conjuntival y/o pupila levemente dilatada a medias y no reactiva.[10]

■ MANEJO

Consulta inmediata con oftalmología

Tratamiento empírico si el retraso será > 1 hora y la sospecha es alta.[11]

Coloque al paciente en supinación: morfina/antieméticos son seguros.

Si pasará 1 hora o más antes de que oftalmología pueda revisar al paciente, un régimen típico sería el siguiente, pero en consulta con oftalmología:[3,12]

Maleato de timolol al 0.5%, 1 gota—espere 1 minuto

después

Apraclonidina al 1%, 1 gota—espere 1 minuto

después

Pilocarpina al 2%, 1 gota—c/15 minutos para 2 dosis en total, espere 1 minuto tras la primera dosis

después

Acetato de prednisolona al 1%, 1 gota cada 15 minutos para 4 dosis en total

Acetazolamida, 500 mg i.v. (v.o. si i.v. no está disponible).

Si la PIO sigue elevada de forma significativa (> 40) después de 30 minutos, y oftalmología no está disponible: administre Manitol, 1-2 g/kg i.v.

Si el tratamiento médico tiene éxito, la PIO y los síntomas disminuirán.

El tratamiento de elección es la iridotomía periférica.

☐ GENERAL

Las cefaleas benignas incluyen:

Senos paranasales: de hecho son poco comunes. Los síntomas nasales también se asocian con migraña.[1]

Migraña: 60-70% unilateral. 30% bifrontal o global. Inicio gradual
Fotofobia. Náusea/vómito[1]

Cefalea por tensión: bilateral. Sensación de presión[2]

Cefalea en racimo: siempre unilateral. Suele iniciar alrededor del ojo, con presencia de lagrimeo y enrojecimiento. Dolor profundo que aumenta en minutos.[2]

Datos de alarma:[3]

Signos neurológicos focales, papiledema, rigidez de cuello, inicio súbito de la peor cefalea de la vida, inmunocompromiso, cambios de personalidad, cefalea después de un traumatismo, el dolor empeora con el ejercicio, nuevo inicio durante el embarazo, > 50 años, signos sistémicos como fiebre.

Inicio súbito (cefalea en trueno o estallido):[3]

Puede representar: hemorragia subaracnoidea (HSA), masa, meningitis, disección carotídea u otra grave enfermedad intracraneal.

Tomografía computarizada inmediata y quizá punción lumbar (PL) si no hay evidencia de HSA

Bajo riesgo (sin datos de alarma):[3]

< 30 años de edad

Antecedentes de cefaleas similares sin cambios en el patrón

Características de cefalea benigna

Sin comorbilidades de alto riesgo

Sin nuevos hallazgos preocupantes en la exploración física

Aunque la emergencia hipertensiva puede causar cefalea, la HAS no se asocia con la migraña típica o la cefalea por tensión.[4,5]

La presión ocular rara vez es causa de cefalea debida a error de refracción, aunque la corrección puede mejorar el dolor.[6]

La intensidad del dolor no es un indicador confiable de la gravedad de las condiciones subyacentes que causan la cefalea.[7]

■ EVALUACIÓN

Exploración física: incluye presión arterial, pulso, soplos, palpación de cabeza/cuello, evaluar las arterias temporal/del cuello, examinar el cuello y la columna.

La exploración debe incluir una evaluación neurológica.

La mayoría de los pacientes sin datos de alarma o signos no tiene causa secundaria ni requiere pruebas de imagen.[3,8]

Regla de Ottawa para hemorragia subaracnoidea (HSA) (seguir con la evaluación en presencia de uno o más criterios en cefalea no traumática que llega a su máximo < 1 hora y con examen neurológico normal).[9]

> 40 años o mayor
> Pérdida del estado de alerta atestiguada
> Dolor o rigidez en el cuello
> Inicio del dolor con el ejercicio
> Inicio en trueno (llega a su máximo de manera instantánea)
> Limitada flexión del cuello

La punción lumbar (PL) puede estar indicada si hay:[3]

> Inicio súbito pero no hay evidencia con tomografía computarizada (TC) y se sospecha hemorragia subaracnoidea (HSA)
> Sospecha de meningitis (rigidez del cuello)
> Dolor disparado por el ejercicio (tos, coito)
> Hallazgos neurológicos
> Papiledema
> Enfermedad sistémica (fiebre, exantema)
> Cefalea nueva en pacientes con enfermedad de Lyme, VIH, cáncer

TC de cráneo para el inicio súbito (en trueno)[10]

Cefaleas nuevas en pacientes > 40 años, con cáncer, enfermedad de Lyme o VIH pueden requerir estudio de imagen y/o punción lumbar.

La resonancia magnética (RM) sin/con contraste puede ser apropiada para pacientes con rasgos de alarma.[11]

Proteína C reactiva y/o velocidad de sedimentación globular (VSG) si se sospecha arteritis temporal.[12]

Otras pruebas de laboratorio según se necesite para ciertas etiologías; la cefalea tiene uno de los diagnósticos diferenciales más amplios en medicina (> 300 causas), aunque la mayoría es benigna, con una causa primaria.[13]

No olvide incluir el glaucoma de ángulo cerrado en el diferencial, en especial cuando un paciente entra a un entorno oscuro.

■ MANEJO

Trate la causa subyacente.[14]

En la cefalea idiopática benigna considere: AINE, paracetamol.

☐ GENERAL

La presentación varía. Los síntomas son inespecíficos.[1]

Presentaciones comunes:[1]

1. Intolerancia al ejercicio
2. Retención de líquidos
3. Disnea
4. La cardiomegalia y/o disfunción pueden ser hallazgos secundarios.
5. Ortopnea

El diagnóstico puede ser difícil. Pregunte acerca de aumento de peso, medicamentos, no cumplimiento, ingesta de sal inadvertida o intencional[2] (frituras, comida rápida, comida congelada, jugo V-8, etc.). Muchos productos tienen una enorme cantidad de sal.

La ecocardiografía es el diagnóstico estándar para identificar la insuficiencia cardiaca, que por lo regular no se realiza en el servicio de urgencias a menos que el proveedor sea experto en ecocardiografía.[3]

■ EVALUACIÓN

Radiografía de tórax[4]

Electrocardiograma

Biometría hemática (BH)

QS y electrolitos séricos (incluido el magnesio)

Examen general de orina (EGO)

Enzimas cardiacas (troponina)

Péptido cerebral natriurético (PCN) (útil para distinguir la descompensación aguda o si el diagnóstico no es claro, tiene valor predictivo.)[3]

■ MANEJO

Oxígeno (saturación < 90%),[4] use una mascarilla con reservorio.[5]

Coloque al paciente erguido.

Diuréticos de asa (furosemida, 40-100 mg i.v.)

Perla de nitroglicerina "puede usar 1" si el paciente se encuentra con disnea.

Nitroglicerina i.v. más diurético adyuvante si no hay hipotensión (o nitroprusiato de sodio si el paciente está muy hipertenso).

Nitroglicerina, 5-10 mcg/min, ajuste c/5 min por razón necesaria (PRN) (pueden requerirse dosis > 120 mcg/min).[6]

Puede requerir aumentar la NTG bastante rápido a por lo menos 60 mcg/min en 10 minutos si no hay hipotensión.

Nitroprusiato 0.3 mcg/kg/min. Ajuste de forma gradual c/5 min PRN. No exceda de 10 mcg/kg/min.[7]

Se utiliza comúnmente en la HAS grave (p. ej., 280/160).

Se puede usar hidralazina, 10-20 mg i.v. para controlar la presión arterial si hay hipertensión.

Morfina

Dopamina o dobutamina en la disfunción sistólica grave

Intube o utilice ventilación de presión positiva (BiPAP) si hay dificultad respiratoria significativa o hipoxemia grave.

No administre β-bloqueadores para la insuficiencia aguda y/o en presencia de edema pulmonar.

Criterios de admisión de la *American Health Care Policy Research* (*Healthcare Research & Quality*)[8]

1. Insuficiencia respiratoria
2. Hipoxia (saturación < 90%)
3. Anasarca o edema significativo (> 2+)
4. Síncope/hipotensión (sistólica < 80 mm Hg)
5. Inicio reciente (sin antecedentes de IC crónica)
6. Evidencia de isquemia (dolor torácico)
7. Apoyo social inadecuado para el manejo ambulatorio
8. Fracaso del manejo ambulatorio
9. Enfermedad médica aguda concomitante

□ GENERAL

La hemoptisis masiva suele definirse en potencia mortal cuando hay > 500 mL de sangre en un periodo de 24 horas.[1]

No hay consenso sobre la definición de cantidades masivas.

El sangrado ligero con buen intercambio aéreo suele manejarse en forma ambulatoria.

Riesgo de malignidad: > 50 años, fumador, larga duración de los síntomas[2,3]

< 30 mL: menor[3]

30-300 mL: moderada a grave[3]

> 300 mL: masiva[3]

Tipifique y haga prueba cruzada de sangre en la hemorragia masiva.

■ EVALUACIÓN

Radiografía de tórax (estudio inicial más importante)[4]

Biometría hemática (valore magnitud y cronicidad).

QS (valore función renal y hepática).

Examen general de orina (EGO) (busque síndromes pulmonares/renales).

TP/INR/TTP (valore la coagulopatía como un factor contribuyente).

Cultivo del esputo (según el caso)

Péptido cerebral natriurético (PCN) (si se sospecha insuficiencia cardiaca)

Dímero-D (si se sospecha embolia pulmonar)

Oximetría de pulso o gasometría arterial (valore oxigenación).

En caso de una tomografía computarizada de tórax positiva, debe considerarse una TC torácica para neoplasias malignas o alto riesgo (> 40 años o antecedentes de tabaquismo)[3]

La broncoscopia proporciona una visualización definitiva.[5]

■ MANEJO

< 30 mL de sangre, causa conocida o probable (es decir, bronquitis, que es la causa número uno) ausencia de factores de riesgo para malignidad y radiografía de tórax normal[6]

Observe si hay sospecha de bronquitis viral.

Trate con un antibiótico si hay sospecha de bronquitis bacteriana.

> 30 mL en 24 horas sin causa clara, radiografía de tórax normal[6]

Broncoscopia (TC en servicio de urgencias si no hay broncoscopia disponible de inmediato)[7]

La broncoscopia y la TC son estudios complementarios.[7]

Las expulsiones de sangre aisladas pueden manejarse en forma ambulatoria.

> 50 años o factores de riesgo (fumador): levofloxacino y seguimiento por neumología

Pacientes más jóvenes: Z-pak (azitromicina)

Sangrado intenso–ingrese al paciente.

☐ GENERAL

Virus de la varicela-zóster (VVZ): el VVZ primario es varicela. La reactivación de un VVZ latente es zóster (culebrilla).

Es típica la erupción vesicular unilateral dolorosa, junto con una distribución dermatomética, que debuta como pápulas eritematosas.[1]

Las lesiones forman costra en 7-10 días y ya no son infecciosas; nuevas lesiones > 1 semana sugieren una posible inmunodeficiencia.[1]

El exantema + la neuritis aguda son dermatomas torácicas y lumbares típicas; la queratitis zóster/oftálmica puede amenazar la vista.[2,3]

La mayoría de los pacientes (75%) tiene dolor prodrómico antes de aparecer el exantema; el dolor es el síntoma más común.[3]

El toque ligero puede producir dolor.

La varicela materna puede afectar al feto, pero la transmisión madre-feto es rara.[4,5]

■ EVALUACIÓN

Exploración: un exantema dermatómico doloroso que no cruza la línea media.[6]

Puede haber sensación de hormigueo o punzadas, y es doloroso incluso con un toque ligero.

El diagnóstico es clínico: el exantema atípico puede cultivarse para VVZ.[6]

Análisis del líquido cefalorraquídeo si hay sospecha de afectación del SNC.

■ MANEJO

Es mejor tratar a los pacientes inmunocompetentes < 72 horas a partir del inicio del exantema.

Opciones de tratamiento v.o.:[6]

Aciclovir, 800 mg 5 veces al día durante 7 días

Valaciclovir 1 g 3 veces al día durante 7 días

Famciclovir, 500 mg 3 veces al día durante 7 días

Si el costo no es un problema, use valaciclovir o famciclovir, porque hay menor incidencia de neuralgia posherpética.

Aciclovir i.v. para afectación del SNC, diseminado, paciente gravemente inmunocomprometido o afectación ocular

Control del dolor: AINE, paracetamol o en combinación con un opioide de baja potencia (codeína/tramadol)[1,6]

Se deben usar opioides potentes para el dolor grave.[1]

Zóster oftálmico: ojo rojo, fotofobia, lagrimeo, cambios en la vista, lesiones en la punta de la nariz (signo de Hutchinson), o sospecha de afectación ocular: consulta urgente con oftalmología.[7]

Pueden considerarse: ungüento oftálmico antimicrobiano—midriático/ciclopejia (iritis)—fármacos que reducen la presión ocular (glaucoma)—aciclovir i.v. (retinitis).

Síndrome de Ramsay Hunt (herpes zóster ótico), parálisis facial unilateral, vesículas en el canal auditivo, dolor de oído[8]

La parálisis facial puede ser más grave que la parálisis de Bell, y suele tratarse con antivirales.[8]

No hay evidencia de que los antivirales más corticosteroides sean más benéficos que sólo los corticosteroides.[9]

Consulte con ORL.[10]

Gabapentina, 300 mg cada noche o 100-300 mg 3 veces al día (con base en el uso para la neuralgia posherpética [NPH])[1] o

Nortriptilina, 25 mg cada noche, puede aumentarse en 25 mg/d c/2-3 días, máximo 150 mg/d (con base en el uso para NPH).[1]

Prednisona, dosis ajustada (por lo común: 60 mg diarios por 7 días, después 30 mg diarios por 7 días, y posteriormente 15 mg diarios por 7 días)[11]

Combinada con aciclovir mejora la calidad de vida de los pacientes inmunocompetentes.[10]

Tratamiento de la neuralgia posherpética:

Antidepresivos tricíclicos (nortriptilina), gabapentina o pregabalina[12]

Capsaicina o lidocaína tópica son una opción para el dolor menos grave.

Debido a su potencial de abuso, los opioides se usan con cautela y no suelen ser tratamiento de primera línea.[13]

☐ GENERAL

Singulto—espasmos diafragmático y muscular intercostal intermitentes e involuntarios[1]
Acceso: duración de hasta 48 horas
Persistente: duración de 48 horas a 1 mes
Intratable: duración > 1 mes
El mecanismo no es claro; 80% involucra una contracción unilateral del hemidiafragma izquierdo.[2]
El hipo suele ser benigno y de resolución espontánea. Si es agudo suele durar de minutos a horas.[3]
Más de 100 enfermedades y etiologías inducen hipo persistente o intratable.[3]

■ EVALUACIÓN

El hipo persistente (> 48 horas) y el intratable (> 1 mes) requieren intentos para identificar la causa.[3,4]
En muchos pacientes no se encuentra una causa específica.[5]
Exploración física completa, incluidos examen neurológico e historia de medicamentos[3]
Pruebas de laboratorio:[3,4,6]
Usualmente no se requieren
BH
QS (nitrógeno de urea en sangre [NUS]/creatinina, pruebas de funcionamiento hepático)
Calcio
Lipasa/amilasa
Velocidad de sedimentación globular (VSG)
ECG, considere troponina.
Radiografía de tórax
Considere otros estudios sugeridos por la exploración:[3,4,6]
Por lo regular no se requieren pruebas de imagen.
Radiografía abdominal
Ultrasonido
RM de cráneo si hay síntomas neurológicos o cefaleas que empeoran
Tomografía computarizada (TC) torácica si la radiografía de tórax fue anormal.
PL si se sospecha meningitis
Detección selectiva de abuso de drogas
Endoscopia si hay hallazgos GI

■ MANEJO

No hay ensayos aleatorizados amplios que guíen el tratamiento; las modalidades se basan en reportes de casos.[7]

El primer objetivo es cualquier enfermedad causal (enfermedad de reflujo gastroesofágico [ERGE], infarto al miocardio [IM], cáncer).

No farmacológico:[3]

Estimulación vagal (aplique presión al ojo, puente de la nariz, labio superior).

Estimule la úvula (trago de agua fría, gárgaras, levantar la úvula con una cucharilla).

Interfiera con la respiración (maniobra de Valsalva, retener el aliento).

Contrarreste la irritación diafragmática (empuje las rodillas hacia el pecho, induzca el estornudo).

Hay un caso reportado de que el coito detuvo el hipo intratable.[8]

La clorpromazina es el fármaco de elección.[4,9]

Es el único agente aprobado por la FDA para el hipo (contraindicado en los ancianos con demencia).

25-50 mg v.o. 3-4 veces al día

25-50 mg i.m. si el hipo persiste después de 3-4 días de tratamiento oral.

25-50 mg en infusión i.v. lenta con el paciente en supinación y monitorización de la PA con solución salina de 500-1 000 mL (si el hipo persiste después del tratamiento oral e i.m.).

Se ha estudiado el baclofeno como tratamiento para el hipo crónico.[10,11]

Metoclopramida, 10 mg 3 o 4 veces al día[12]

5-10 mg i.v o i.m. c/8 horas

Gabapentina, 300 mg por la noche (se deberá aumentar de manera progresiva a 900 mg/d durante varias semanas).[13]

Otra dosificación: se ha reportado el uso de 100 mg 2 veces al día o 600 mg por la noche.

Se ha usado dexametasona en pacientes con quimioterapia.[14]

☐ GENERAL

Las etiologías incluyen fracturas por traumatismo, patológicas o por estrés.

Incapacidad para caminar—cadera en abducción y rotada hacia afuera con acortamiento de la pierna[1]

La exploración puede no ser obvia en pacientes cognitivamente impedidos.[1]

Examen cuidadoso para determinar la causa de la caída (p. ej., síncope) y extensión de otras heridas (p. ej., fractura de columna)

El índice de fractura y mortalidad (FRAMO) es predictivo de riesgo de mortalidad a 2 años.[2]

1. Edad > 80 años
2. Peso < 60 kilos
3. Antecedentes de fragilidad o fractura después de los 40 años
4. Necesidad de usar los brazos para levantarse cuando está sentado (¿el paciente puede levantarse 5 veces sin usar los brazos?)

Incidencia acumulativa a 2 años de la fractura de cadera o muerte

0 factores de riesgo = 2.4% de mortalidad/0.8% de fractura de cadera
1 factor de riesgo = 3.8% de mortalidad/0.7% de fractura de cadera
2 factores de riesgo = 15% de mortalidad/5.7% de fractura de cadera
3 factores de riesgo = 33.3% de mortalidad/4.1% de fractura de cadera
4 factores de riesgo = 51.5% de mortalidad/9.1% de fractura de cadera

■ EVALUACIÓN

La radiografía de cadera y pelvis es adecuada para la mayoría de los pacientes.[1,3]

Se considera que la RM es la prueba de elección si hay dudas (p. ej., el paciente no puede caminar a pesar de una radiografía normal), porque puede revelar una fractura oculta.[1,3,4]

La TC no es una opción de rutina, aunque a veces está más disponible.
 Es menos confiable para determinar fracturas del cuello femoral.[3]

Preoperatorio: (nada por vía oral [NVO] por la cirugía)
  BH—QS—tiempos de coagulación[5]—análisis de orina—tipificación y pruebas cruzadas—radiografía de tórax—ECG y otros estudios indicados por la exploración y la etiología de la caída.

■ MANEJO

Manejo adecuado del dolor: morfina/hidromorfona

A menudo el dolor es subtratado en los ancianos y aumenta el riesgo de delirio.[6]

Considere un bloqueo del nervio femoral si tiene un entrenamiento adecuado con el ultrasonido.

Consulte al ortopedista.

Anticipe las necesidades perioperatorias: antimicrobianos, oxígeno, reversión de anticoagulantes, sonda urinaria.

No debe usarse la tracción preoperatoria.[7]

La cirugía dentro de las 48 horas siguientes reduce la mortalidad y el riesgo de úlceras por presión.[8]

☐ GENERAL

Ligera:[1] K^+ > 5.5-5.9 mEq/L
Moderada:[1] K^+ 6-6.5 mEq/L
Grave:[1] K^+ > 6.5 mEq/L o cambios en el ECG y K^+ > 5.5 o sintomática y K^+ > 5.5
   con síntomas (debilidad muscular, arritmias, parálisis, íleo)
Si no hay síntomas o factores de riesgo, considere una muestra hemolizada y repita la
   prueba.[2]
Vista en muchas afecciones, como enfermedad renal, DM y lupus
En la mayor parte de los casos se presenta hiperpotasemia crónica < 6.5 mEq/L sin
   síntomas, que no requiere una rápida reducción.

▤ EVALUACIÓN

BH (examine para causas como leucocitosis, trombocitosis).
QS (examine la función renal y para hiperglucemia).
Calcio y magnesio
ECG (examine para cambios relacionados con la hiperpotasemia).[3]
   Cambio inicial = ondas T en pico y estrechas y QT acortado
   Concentración de K^+ > 7 = ampliación del segmento QRS (en electrocardiograma),
      reducción de la amplitud de la onda p
Monitorización cardiaca
El K^+ urinario, la creatinina y la osmolaridad son útiles para diferenciar las causas
   renales de otras causas, pero no se hacen en el servicio de urgencias.
El pH sanguíneo y la brecha aniónica son útiles para descartar acidosis tubular renal.
Considere una prueba de CK si se sospecha rabdomiólisis.
Hay baja concentración sérica de aldosterona, de cortisol y elevación en la
   concentración sérica de renina en la insuficiencia suprarrenal (bajo Na^+— K^+alto)[4]
   Hiperpotasemia inexplicable con hipotensión: considere las concentraciones de
      cortisol y ACTH.
   Después administre hidrocortisona, 100 mg i.v., para tratar una posible insuficiencia
      suprarrenal.[5]

▤ MANEJO

Indicaciones de tratamiento:[2,6]
   K^+ > 6.5 mEq/L (6.5 mmol/L) aun sin cambios en el ECG
   O hiperpotasemia asociada con cambios en el ECG o debilidad o parálisis muscular
   O hiperpotasemia con función renal alterada o acidosis significativa

Gluconato de calcio, 10-20 mL de solución al 10% durante 2-3 minutos (0.5 mL/kg para los pediátricos) (repita si es necesario).[7]

Utilizado para estabilizar el miocardio; no afecta los niveles de K^+.

Salbutamol inhalado (cambia del espacio extracelular al intracelular).[8]

Insulina regular, 10 unidades más glucosa, 40-60 g i.v. en bolo (cambia del extracelular).[7]

Pediátrico: glucosa, 0.5 g/kg/h más insulina, 0.05 unidades/kg/h si la glucosa > 180 mg/dL

Kayexalate (sulfonato de poliestireno sódico), 15 g 1-4 veces al día (tarda en actuar = 24 horas)[7]

Su uso es controvertido debido a los efectos mínimos en el K^+ y a sus potenciales efectos adversos.[7,8]

No usar sorbitol, porque es causa frecuente de necrosis intestinal.[9]

Diálisis como segunda línea, a menos que el paciente ya esté en diálisis o curse con una hiperpotasemia que amenaza la vida.

El bicarbonato de sodio tiene evidencia limitada/no concluyente (rápida acción).[2,7]

Su uso es controvertido.[2,7,9-11]

Ingrese al paciente si:

Hay hiperpotasemia grave: $K^+ > 8$ con cambios en el ECG distintos a ondas T en pico[12]

La mayoría de los urgenciólogos admitirá a pacientes con un $K^+ > 6$.

Existe empeoramiento de la función renal.[12]

Presenta comorbilidades o problemas médicos que requieran tratamiento.[12]

Según un estudio de cohortes limitado (23 participantes), la admisión hospitalaria puede no cambiar el pronóstico.[12]

☐ GENERAL

Elevación grave de la PA (sistólica > 180 mm Hg/diastólica > 120 mm Hg) más evidencia de daño a órganos terminales o complicaciones inminentes[1]

Hay evidencia limitada que guía el manejo de la urgencia hipertensiva de < 180/120[1-3]

Puede haber más riesgos que beneficios de bajar de manera agresiva la PA en pacientes asintomáticos con PA > 180/120.[1-3]

Emergencia hipertensiva = > 180/120 más evidencia de daño a órgano blanco[1]

Urgencia hipertensiva = > 180/120 sin evidencia de daño a órgano blanco[1]

Puede incluir Etapa II superior con cefalea, ansiedad o disnea.

La tasa de elevación de la presión arterial es más importante que el nivel absoluto de PA.[4]

Normal: PAS > 120 mm Hg y PAD < 80 mm Hg[5]

Etapa I =	140-159/90-99 (evaluación en 2 meses)[5]
Etapa II =	> 160-179/100-109 (evaluación en 1 mes)[5]
Etapa III =	> 180/> 110 (evaluación en 1 semana)[5]

La emergencia hipertensiva es poco común: < 2 casos por millón.[6]

La eclampsia es lo menos común, mientras que la enfermedad vascular cerebral (EVC) y el edema pulmonar son los más comunes.[6]

▓ EVALUACIÓN

Revise todos los medicamentos de prescripción, en especial régimen, adherencia y última dosis de antihipertensivos. A menudo la cantidad de sal en la dieta del paciente es un importante factor contribuyente.

Pregunte por el uso concomitante de inhibidores de la fosfodiesterasa (sildenafil, tadalafil), porque su uso con la administración de nitratos puede ser fatal.

Determine si el paciente tiene:[7]

Heridas en la cabeza, síntomas neurológicos, daño en órgano blanco (como retinopatía), dolor torácico o dolor de espalda agudo

Edema pulmonar, embarazo o drogas que puedan producir un estado hiperadrenérgico (cocaína, anfetaminas)—suspensión reciente de clonidina

Considere hemorragia subaracnoidea en pacientes con cefalea súbita y grave.

Considere EVC con síntomas focales o que se lateralizan.

Confirme la PA en ambos brazos, en general con un examen para daño en órgano blanco.

Evalúe los hallazgos oculares (retinopatía, papiledema).

Evalúe soplos cardiacos, edema pulmonar, ruidos abdominales, pulso en las extremidades y estado mental.

Pruebas de laboratorio:[8]

BH

QS (específicamente electrolitos, nitrógeno de urea en sangre [NUS], creatinina)

Toxicología ante la posibilidad de una crisis simpática

Enzimas cardiacas ante la sospecha de isquemia

EGO

ECG

Pruebas de imagen para manifestaciones clínicas específicas:

Radiografía de tórax si hay disnea o parálisis cerebral (PC)

TC de tórax si los pulsos son desiguales o se aprecia aumento del ancho del mediastino en la radiografía de tórax para disección aórtica.

TC de cráneo si hay heridas en la cabeza, náusea, vómito o síntomas neurológicos.

Ecocardiograma si hay edema pulmonar para la disfunción diastólica.

■ MANEJO

Hay evidencia insuficiente de que el manejo farmacológico reduce la morbilidad/mortalidad.[9]

Cochrane: 15 revisiones sistemáticas de ensayos controlados aleatorizados

Urgencia hipertensiva:[1,10]

Observe por varias horas después del tratamiento antihipertensivo oral para bajar de manera gradual en 24-48 horas: ajuste la medicación: confirme el seguimiento.

Labetalol, 200 mg v.o. y después otra dosis después de 6-12 horas si es necesario

Nicardipina, 20-40 mg v.o. c/8-12 horas

Clonidina, 0.2 mg v.o.[11]

Otras opciones incluyen captopril o hidralazina.[12]

Emergencia hipertensiva:[13]

Ingrese al paciente a la unidad de cuidados intensivos (UCI).

Líquidos i.v. para restaurar el volumen intravascular/perfusión orgánica y prevenir un descenso abrupto de la PA.

Baje la PA en 10-15% la primera hora (para la disección aórtica, la PA se baja de manera mucho más agresiva).

General:

Infusión de nicardipina, 5 mg/h, aumente en 2.5 mg/h c/5 min hasta 15 mg/h MÁXIMO.

Nitroprusiato de sodio, 0.3-0.5 mcg/kg/min, aumente en 0.5 mcg/kg/min gradual a 10 mcg/kg/min MÁXIMO.

Labetalol, 10-20 mg i.v. seguidos de 20-80 mg a intervalos de 10 min hasta lograr el objetivo—máxima dosis acumulada: 300 mg.

Condiciones específicas:

Disección = objetivo < 120 (PAS) en 10-15 minutos y FC 60 = β-bloqueador y vasodilatador

Esmolol o **metoprolol** más **nicardipina** o **nitroprusiato**

Use el vasodilatador con el β-bloqueador para prevenir la taquicardia refleja.

EVC isquémica = una PA más baja puede aumentar la isquemia en el área periinfartada.

Si > 185 (PAS) o > 110 (PAD) y el paciente es elegible para rt-PA (trombólisis):

Labetalol 10-20 mg i.v. en 1-2 minutos, puede repetir una vez.

Mantenga < 180/105 durante al menos 24 horas después de la trombólisis.

Para no candidatos a trombólisis = el consenso es detener los medicamentos hasta que PAS > 220 o PAD > 120.

EVC hemorrágica = evite bajar < 140 PAS durante las primeras 24 horas.[14]

Las opciones incluyen: esmolol, hidralazina, labetalol, nitroglicerina, nicardipina.

IM = nitroglicerina es el fármaco de elección.

Alternativas: labetalol, esmolol, nicardipina

Edema pulmonar = requiere reducción antes/después de la dosis de carga.

Nitroglicerina o nitroprusiato

También diuréticos para reducir la congestión pulmonar (furosemide) (*véase* el capítulo 38)

Infección respiratoria superior (IRS) = nicardipina (los nitratos se acumulan en los pacientes de insuficiencia renal).

Encefalopatía hipertensiva = trate con rapidez—el retraso puede llevar a crisis convulsivas.

Baje la PA media en 20-25% la primera hora, y después apunte a 160/90-100

Labetalol o nicardipina

Evite el nitroprusiato, que puede elevar la presión intracraneal.[15]

Preeclampsia/eclampsia = la FDA no ha aprobado oficialmente ningún medicamento en el embarazo.

Inicie tratamiento en los casos que la PAD > 105-110.

Labetalol o hidralazina o nifedipina

El nitroprusiato y los inhibidores de la ECA están contraindicados en el embarazo.

También se puede incluir sulfato de magnesio para prevención de las contracciones, y líquidos i.v.

<u>Crisis simpática (p. ej., sobredosis de cocaína)</u> = evite los β-bloqueadores, pueden llevar a una estimulación alfa no opuesta y elevar la PA.

Nicardipina—verapamil—diltiazem—fentolamina

Use lorazepam además de los medicamentos antihipertensivos.

Agentes i.v. para el manejo de HAS:[1]

Nitroprusiato de sodio: 0.3-0.5 mcg/kg/min: ↑ en 0.5 mcg/kg/min hasta lograr el objetivo (máximo 10 mcg/kg/min)

Evite en insuficiencia hepática o renal. Puede causar hipoxemia en la EPOC.

Nicardipina: 5 mg/h: ↑ 2.5 mg/h cada 5 minutos hasta un máximo de 15 mg/h. Al alcanzar el objetivo, retire de forma gradual a 3 mg/h, a tolerancia.

Nitroglicerina: inicial 5 mcg/min: ↑ en 5 mcg/min cada 3-5 minutos hasta 20 mcg/min; ↑ en 10 mcg/min cada 5 minutos está bien si:

20 mcg/min es inadecuado (máximo 200 mcg/min) sólo para IC crónica, IM o isquemia cardiaca—la NTG no es un gran agente para reducción de la PA.

Hidralazina (no aprobada por la FDA para la emergencia hipertensiva)

10-20 mg i.v. en bolo 4-6 horas o 10-40 mg i.m.

Labetalol: 20 mg i.v. seguidos de bolos de 20-80 mg a intervalos de 10 minutos hasta lograr el objetivo (dosis máxima acumulada, 300 mg)

Infusión = 0.5-2 mg/min ajustando hasta lograr el objetivo

Metoprolol: 5 mg i.v. c/5 min × 3 (mantenga la FC > 50–60)

Esmolol: carga inicial, 500 mcg/kg/min durante 1 minuto, después 50-100 mcg/kg/min: ajuste c/4 minutos.

Para aumentar = repita la dosis de bolo y eleve la infusión en incrementos de 50 mg/kg/min hasta un máximo de 200 mg/kg/min.

Agentes v.o.:[11]

Clonidina: (inicio 30-60 minutos), 0.1-0.2 mg

Labetalol: (inicio 20 minutos-2 horas), 200 mg iniciales, repita en 6 horas.

☐ GENERAL

Los intervalos de referencia pueden variar, pero por lo general se define como potasio
< 3.6 mEq/L.[1]

Puede volverse sintomática: < 2.5-3.0 mEq/L.[1]

Ligera: 3.1-3.5

Moderada: 2.5-3

Grave: < 2.5 (puede haber parálisis ascendente y cambios respiratorios con
< 2 mEQ/L)

La etiología más común es pérdida de líquidos no corregida, como uso de diuréticos,
vómito y diarrea.[2]

La duración y el grado de hipopotasemia son proporcionales a los síntomas.

La evolución lenta puede requerir un nivel más bajo para que ocurran síntomas.

La disminución rápida puede presentar síntomas más pronto.

Los síntomas incluyen: debilidad muscular, rabdomiólisis, calambres, mioglobinuria,
arritmias cardiacas.[3]

Puede asociarse también con agotamiento de magnesio.

■ EVALUACIÓN

Busque la etiología (antecedentes/pruebas de laboratorio).

Revise la PA.[1,2]

QS

Puede ocurrir una hipopotasemia ficticia cuando los linfocitos están elevados en la
leucemia aguda si la sangre se deja a temperatura ambiente.[4]

Cada disminución de 0.3 mEq/L en el K^+ sérico = alrededor de 100 mEq de déficit
del K^+ total del cuerpo.

Magnesio

Considere gasometría arterial (GA) o niveles de bicarbonato.

ECG (monitorice si hay prolongación del QT u otros cambios y riesgos).[2]

■ MANEJO

Trate la causa subyacente de la pérdida de potasio.

Reemplace el magnesio si es necesario.

El reemplazo dietario de K^+ puede ser suficiente si el paciente tiene > 3 mEq/L y es
asintomático, sin enfermedad cardiaca.[2]

Puede necesitar K^+ si < 3.5 mEq/L y hay síntomas.

Puede necesitar K^+ si < 4 mEq/L en la hipertensión arterial sistémica (HAS), insuficiencia cardiaca o arritmias

Pueden ser adecuados 40-100 mEq/d v.o. en dosis divididas.

El reemplazo i.v. requiere hospitalización.

No tolera el K^+ oral o en la hipopotasemia sintomática grave.

Por lo común se requiere en los pacientes con cetoacidosis diabética (CAD)—hiperglucemia.[6]

El K^+ puede ser normal en la presentación y se puede iniciar la suplementación a < 4.5 mEq/L.[6]

Debe retrasarse el tratamiento con insulina hasta que K^+ > 3.3 mEq/L para evitar complicaciones.

Intervalo i.v. máximo: 10-20 mEq/h[7]

Monitorización continua con administración i.v.[8]

El cloruro de potasio es la formulación preferida.[9]

A menudo los pacientes han agotado el cloruro, lo que eleva el K^+ más rápido que el bicarbonato de potasio.[10]

Considere el bicarbonato de potasio en la acidosis metabólica.

Se puede combinar un diurético ahorrador de potasio con un complemento de potasio, monitorizando de cerca el K^+.

☐ GENERAL

Lesiones con costra, de color miel: lesión superficial, rotura de ampollas que producen costra
Factores de riesgo: niños de 2-5 años, hacinamiento, mala higiene, sarna subyacente[1]
Estreptococos del Grupo A y *S. aureus*; por lo común hay una combinación de ambos.[2]
Es más común en verano, mediante diseminación por autoinoculación.

■ EVALUACIÓN

Diagnóstico clínico (se confirma con tinción o cultivo de Gram, pero es raro).
Tres aspectos (las costras delgadas son la característica clave en todos):

No ampolloso: melicéricas (rotura de pápulas, pústulas o vesículas que forman
costra)[3]

Ampolloso: ampollas rellenas de líquido que se rompen y forman una delgada costra
de color marrón[3]

Ectima: úlceras costrosas, supurantes, en la dermis. Bordes elevados[4]

■ MANEJO

El abordaje principal es el tratamiento tópico.[4]
Tratamiento oral para lesiones numerosas y siempre para el ectima[4]
Tratamiento tópico:

Ungüento Bactroban (mupirocina) 3 veces al día × 5 días[4]

(el ungüento de retapamulina es una opción: 2 veces al día × 5 días < 2% de la
superficie corporal, niños > 9 meses de edad)[4]

Tratamiento oral (curso de 7 días):

Dicloxacilina, 250-500 mg 4 veces al día (niños: 25 mg/kg/d divididos en 4 veces al día)[4]

Cefalexina, 250-500 mg 4 veces al día (niños: 25 mg/kg/d divididos en 4 veces al día)[3,4]

Si se sospecha presencia de SARM:

Clindamicina, 300 mg 4 veces al día (niños: 20 mg/kg/d v.o. divididos en 3 veces al día)[4]

Trimetroprim/sulfametoxazol 2 veces al día (niños: 8-12 mg/kg/d [TMP] v.o.
dividido en 2 veces al día)[4]

Doxiciclina, 100 mg v.o. 2 veces al día (< 8 años no se recomienda)[4]

Precauciones de contacto hasta 24 horas después del inicio del tratamiento antimicrobiano[5]

Puede volver a la escuela 24 horas después del inicio del tratamiento (cubrir las
lesiones que drenen).[5,6]

Algunas escuelas pueden tener políticas de 48 horas.[6]

Limpie las costras, lávese las manos.
Suele resolverse a las 2 semanas con o sin tratamiento.[3]

El ectima puede persistir por semanas y dejar cicatrices.[3]

COLITIS ULCEROSA (CU)/ENFERMEDAD DE CROHN (EC)

☐ GENERAL

CU leve: sin signos de toxicidad, < 4 evacuaciones diarias con o sin sangre, velocidad de sedimentación globular (VSG) normal, ligero dolor abdominal tipo cólico[1]

CU moderada: > 4 evacuaciones sueltas y sanguinolentas diarias, anemia leve, sin toxicidad, sin dolor abdominal grave[1]

CU grave: > 6 evacuaciones sueltas y sanguinolentas diarias, cólicos abdominales graves, fiebre, taquicardia > 90 minutos, anemia, VSG elevada[1]

La CU ocurre a cualquier edad —edad máxima 10 a 40 años—más común en la demografía caucásica que en la no caucásica.[2]

La EC tiene demografía similar.

Los síntomas típicos de CU incluyen: diarrea sanguinolenta, tenesmo durante varias semanas, fiebre, cólicos abdominales, posible estreñimiento.[3]

EC: cólicos abdominales—diarrea crónica > 4 semanas con o sin sangre y moco—síntomas constitucionales como fiebre, pérdida de peso, fatiga (puede usar el Índice de Actividad de la Enfermedad de Crohn [CDAI, por sus siglas en inglés]).

EC: sospeche si hay diarrea crónica, pérdida de peso, anemia y evidencia de inflamación (elevaciones en VSG/PCR).

▦ EVALUACIÓN

Antecedentes y exploración física

Nota: uso de AINE y reciente uso antimicrobiano (sospecha de *C. difficile*).[4]

BH

QS (pruebas de funcionamiento hepático)

VSG/PCR[5] (ayudan a diferenciar la colitis activa de un trastorno funcional)

Coprocultivo para *C. difficile* y cultivos de rutina

Considere pruebas de imagen (ultrasonido, TC).[6]

Se puede tomar una placa abdominal plana si hay sospecha de perforación.

En la EC, evalúe si hay evidencia de malabsorción: electrolitos, ferritina, albúmina, magnesio, calcio.

La colonoscopia es el estudio definitivo para CU y EC.

■ MANEJO

Proctitis ulcerosa: ácido 5-aminosalicílico (5-ASA) tópico rectal es el tratamiento de primera línea.[7]

> Mesalazina rectal, supositorio rectal de 1 g, 2 veces al día (la formulación oral es una opción).

Colitis del lado izquierdo (CU): combinación de 5-ASA (sulfasalazina) v.o. y 5-ASA rectal o supositorios de esteroides[8]

> La mesalazina v.o. suele requerir 2-4 semanas.[9]

EC: las opciones incluyen:

> Prednisona, 40 mg diarios durante 1 semana, con ajuste de dosis[10]

Azatrioprina, 2-3 mg/kg/d (mantenimiento de remisión o para reducir el uso de esteroides)

> 5-ASA: su uso en la EC es controvertido (sulfasalazina más esteroides no mostraron ser superiores al esteroide solo).

y:[11]

Metronidazol

Ciprofloxacino

> Rifaximina y claromitina también se han estudiado, con cierta respuesta.

Ingrese al paciente en caso de enfermedad grave para colonoscopia, líquidos i.v. y esteroides.[4]

☐ GENERAL

Es una emergencia abdominal común en niños de 3 meses a 3 años de edad, más frecuente en los varones, y por lo general su causa es desconocida.[1]

Poco común en adultos: si se encuentra en ellos, suele tener una causa patológica.[2]

Rara en lactantes < 2 meses[1]

El dolor abdominal es la queja más frecuente en todas las edades.[3]

Edad < 12 meses: los indicadores más fuertes son irritabilidad, emesis y sangre en las heces.[3]

La exploración física puede ser normal entre episodios dolorosos; a menudo se le confunde con gastroenteritis.[4]

Puede presentarse letargo; a menudo se le confunde con meningoencefalitis.[4]

El letargo puede deberse a una producción de opioides endógenos.[5]

■ EVALUACIÓN

Exploración física:[1,6] dolor abdominal súbito e intermitente (cada 10-15 minutos)

Masa abdominal mal definida, del lado derecho, palpable

Sangre o moco en las heces ("heces en jalea de grosella")

Puede haber vómito biliar o letargo.

El ultrasonido abdominal es la modalidad preferida, con 100% de sensibilidad y especificidad.[1,7,8]

Una radiografía puede detectar la intususcepción, pero no puede descartarla.[1,9]

El enema de contraste puede detectarla y tratarla de manera simultánea.[1]

La TC de abdomen/pelvis puede detectarla e identificar la etiología.[10]

Es menos óptima, porque puede requerir sedación, y la exposición a la radiación es mayor.[10]

Las pruebas de laboratorio no son de gran ayuda, pero se suele realizar una biometría hemática y una química sanguínea para evaluar si hay deshidratación.

■ MANEJO

Reanimación agresiva con líquidos[1]

El enema de bario es el tratamiento de elección.

Consulta quirúrgica inmediata[1,11]

☐ GENERAL

Vasculitis sistémica que suele afectar a pacientes < 5 años; es la etiología más prominente de enfermedad arterial coronaria adquirida en la infancia.[1]

Diagnóstico clínico: fiebre > 5 días y 4 de los siguientes hallazgos están presentes (la enfermedad incompleta tiene 2-3 de estos hallazgos):[1,2]

Inyección conjuntival bilateral

Linfadenopatía cervical

Cambios orales (labios eritematosos y lengua de fresa)

Cambios en las extremidades (eritema palmar y descamación de la planta)

Exantema polimórfico

■ EVALUACIÓN

Evidencia clínica de inflamación/vasculitis sistémicas[3]

Elevación de la proteína C reactiva (PCR)/velocidad de sedimentación globular (VSG)

BH (desarrollo de trombocitosis por lo regular después de 1 semana, leucocitosis y anemia)

QS (posible hiponatremia; elevación en las pruebas de función hepática)

Elevación de la ferritina

Análisis de orina (leucocitos en la microscopia; la esterasa leucocitaria puede ser negativa, porque no es polimorfonuclear).[4]

Ecografía cardiaca inmediata al diagnóstico[5,6]

Considere ECG.[5]

■ MANEJO

Infusión de inmunoglobulina (IGIV), 2 g/kg i.v., durante 8-12 horas[7]

Ácido acetilsalicílico (AAS), 30-100 mg/kg diarios, divido en 4 dosis[8,9]

IGIV con AAS reduce el riesgo de aneurisma de la arteria coronaria (AC).[8,9]

El riesgo de aneurisma AC parece ser dependiente de la dosis IGIV; no de la dosificación de AAS.[10]

Se suele cambiar el AAS a 3-5 mg/kg por día una vez que la fiebre no se presente durante 48 horas.

Evite el uso concomitante de ibuprofeno durante el tratamiento con AAS.[6]

Los corticosteroides posiblemente sean benéficos.[11,12]

Pueden reducir la duración de la estancia y las anomalías coronarias.[11,12]

Ingrese al paciente y consulte con un pediatra/cardiólogo pediatra.[5]

Ésta es una enfermedad con morbilidad y mortalidad significativas; es mejor diagnosticarla de más que pasarla por alto.

☐ GENERAL

Calcio (en su mayoría oxalato de Ca^{++} y con menos frecuencia fosfato de Ca^{++}) es la composición de 80% de los cálculos.[1]

Otros tipos incluyen ácido úrico, estruvita y cistina.

Los cálculos de hasta 4 mm: 95% pasa < 40 días. Los de 5-10 mm: 47% pasa[2]

Tiempo medio de pasaje: < 2 mm = 8 días. 2-4 mm = 12 días. > 4 mm = 22 días[3]

Factores de riesgo: composición urinaria (bajo volumen, calcio alto, pH alto)

Dieta (baja ingesta de líquidos, dieta baja en Ca^{++}, alta en oxalatos, alta en Na^+, baja en K^+, alta en vitamina C, alta en sucrosa/fructosa)

Afecciones médicas (DM, gota, hiperparatiroidismo, síndrome de intestino irritable [SII])

Antecedentes individuales y familiares de cálculos[4]

Se ha demostrado que la dieta de Enfoques dietarios para detener la hipertensión (DASH, por sus siglas en inglés) disminuye la incidencia de cálculos.[5]

El dolor suele ser grave, y a menudo se describe como tipo cólico e intermitente.

Se origina en el flanco e irradia hacia el abdomen bajo o la ingle (asegúrese de diferenciar de la torsión testicular). A menudo hay hematuria microscópica asociada. El dolor suele no mejorar al sentarse quieto.

No se detecta hematuria en 10-30% de la nefrolitiasis documentada.[6]

Diagnóstico diferencial: pielonefritis—embarazo ectópico—torsión ovárica—aneurisma de la aorta abdominal (AAA)—apendicitis—obstrucción—cólico biliar—isquemia mesentérica—herpes zóster—pacientes que fingen para desviar la atención del uso de drogas (más diferenciado a través del análisis de orina y la TC)

▪ EVALUACIÓN

La TC no contrastada (cazadora de cálculos) es la prueba de imagen de elección.[7]

Evalúe a las mujeres potencialmente embarazadas antes del estudio.

El US es la prueba preferida de imagen en el embarazo, en niños o en pacientes con radiación previa.

Análisis de orina; es la única prueba de laboratorio obligatoria.

Hormona paratiroidea (HPT) si se sospecha hiperparatiroidismo primario[8]

Se recomiendan pruebas de electrolitos y creatinina si hay sospecha de función renal reducida.[9]

BH en los casos con alto riesgo de hemorragia, trombocitopenia, anemia o infección[9]

Resultados:[10]

    Elevación de la creatinina en la deshidratación y los cálculos obstructivos

    Elevación de la HPT y el calcio en el hiperparatiroidismo

    Hipopotasemia e hiperpotasemia en la acidosis tubular renal

    Leucocitosis en procesos infecciosos o cálculos de estruvita

Escala STONE[11]

Masculino =	2 puntos
Duración 6-24 horas =	1 punto
Duración < 6 horas =	3 puntos
Raza no negra =	3 puntos
Náusea =	1 punto
Vómito =	2 puntos
Hematuria =	3 puntos

Riesgo de cálculo

Bajo =	0-5 puntos
Medio =	6-9 puntos
Alto =	10-13 puntos

■ MANEJO

Consulta urgente con urología para la urosepsis

    Insuficiencia renal aguda—anuria—dolor/náusea/vómito incontrolables[12]

Control del dolor: los AINE son tan efectivos como los opiáceos.[13,14]

    La combinación opiáceos/AINE es más efectiva que la monoterapia.[15]

    El fármaco de elección es ketorolaco, 30 mg i.v. (primera opción si la creatinina es normal).

    Morfina/dilaudid (hidromorfona) (la combinación con AINE es más efectiva que la monoterapia).

    Paracetamol i.v.

Si la infección urinaria es ligera: proporcione cobertura antimicrobiana, puede consultar con urología; si hay urosepsis, ingrese al paciente para una posible colocación de stent.

Tamsulosina, 0.4 mg diarios por 1-2 semanas. Suspenda después de la expulsión. Los cálculos > 10 mm están excluidos de los estudios.[16]

Nifedipina (bloqueador del canal de Ca^{++}) es otra opción (tamsulosina tuvo una mejor respuesta en los estudios), 10-30 mg 3 veces al día hasta por 4 semanas o hasta la expulsión.[17]

Hidratación i.v. = no hay evidencia de reducción del dolor o del paso de cálculos comparado con no mantener líquidos.[18]

Actividad sexual > 3 veces a la semana tiene una tasa más corta de tiempo de expulsión que tamsulosina.[19]

Tasa de expulsión a 2 semanas (no hay diferencia significativa a 4 semanas):
actividad sexual: 83.9%
tamsulosina: 47.6%
tratamiento sintomático: 34.8%

Manejo ambulatorio si el paciente puede tolerar v.o.

Ingréselo si hay dolor incontrolable, fiebre o incapacidad de tolerar v.o.

Seguimiento 1-14 días para verificar la posición del cálculo y la hidronefrosis.[2]

☐ GENERAL

Consideraciones para el cierre: ubicación, comorbilidades del paciente, mecanismo de lesión, extensión de la herida, riesgo de infección y consideraciones cosméticas

Evalúe la presencia de cuerpo extraño, afectación neuro/vascular, lesión tendinosa e inmunización contra el tétanos.

El tiempo óptimo a partir de la lesión para la reparación no está claramente definido en las laceraciones simples.[1]

No hay evidencia que sustente que la edad de la herida afecte la tasa de infección en las laceraciones simples.[2]

Las heridas limpias en pacientes saludables en general son seguras para suturarlas hasta 18 horas; en las manos, hasta 12 horas; en la cara, hasta 24 horas.[3]

Contraindicaciones relativas: mordeduras de animales en áreas no cosméticas, punciones profundas, heridas no hemostáticas, heridas superficiales donde la sutura puede aumentar la formación de cicatrices y el riesgo de infección

Los guantes limpios son tan buenos como los guantes estériles para suturar laceraciones de bajo riesgo.[4]

El agua de grifo limpia está bien para lavar la herida.[5]

Los adhesivos tisulares son comparables a las suturas respecto al riesgo de infección, tasas de dehiscencia y resultados cosméticos en áreas que no están bajo una alta tensión cutánea.[6,7]

Laceraciones no complicadas en las manos < 2 cm, < 8 horas de evolución y hemostáticas después de 15 minutos de presión directa sin alteraciones neurovasculares, lesión tendinosa u ósea, y que no involucren el lecho ungueal tienen el mismo desenlace cosmético con menos dolor y menos tiempo de tratamiento en el servicio de urgencias (14 minutos menos) si no se suturan.[8]

La mayoría de las laceraciones en la lengua no mejora con la sutura, en particular en los niños, de manera específica < 1 cm, no abiertas, o que se determine que son menores.[9,10]

■ EVALUACIÓN

Explore para ver si hay cuerpos extraños y daño interno, como lesión tendinosa o neurovascular que requiera un manejo ortopédico.

Evalúe las influencias sistémicas en la curación de la herida: insuficiencia renal, DM, inmunosupresión, uso de esteroides, fármacos antiplaquetarios o trastornos de la síntesis de colágeno como Ehlers–Danlos.

■ MANEJO

Considere anestésico tópico en los niños.[1]

Irrigación de la herida, extracción del cuerpo extraño y desbridación del tejido desvitalizado

Los adhesivos tisulares se usan para áreas con baja tensión cutánea, como en las laceraciones faciales en los niños.

A menudo se usan grapas en el cuero cabelludo o en grandes laceraciones del tronco.

La sutura es el método de reparación más común.

Las suturas absorbibles han tenido éxito para las laceraciones externas infantiles.[3]

No se recomienda la profilaxis antimicrobiana de rutina.[11]

La profilaxis antimicrobiana es mejor para mordidas animales o humanas (amoxicilina c/ácido clavulánico), laceraciones intraorales, fracturas abiertas y tendones/articulaciones expuestos[11] (doxiciclina o trimetroprim/sulfametoxazol si el paciente es alérgico a la penicilina).

Consulte en caso de: heridas gravemente contaminadas—grandes defectos más apropiados para cirugía—daño tendinoso/nervioso/vascular que requiera cirugía—fracturas abiertas/penetraciones articulares/amputaciones—herida por aplastamiento grave—herida profunda en la mano/pie—herida del grosor completo del párpado y posiblemente del labio o la oreja.[1]

☐ GENERAL

Enfermedad viral y altamente contagiosa que se puede prevenir a través de vacunación, caracterizada por fiebre, exantema, tos, coriza, conjuntivitis y malestar general.

Periodo de incubación: 6-21 días (promedio 13-14 días) al inicio del exantema[1,2]

10-12 días al inicio de la fiebre[1,2]

La transmisión típica es entre pacientes no inmunizados, pero también se ha reportado entre pacientes inmunizados.[3]

Se han reportado virus vivos hasta 2 horas en el aire después de gotículas aerosolizadas (tos/estornudo).

Infecciosa 4 días antes y 4 días después de la aparición del exantema[2]

Sospeche sarampión si hay: fiebre, exantema maculopapular, tos, coriza, conjuntivitis y exposición potencial.

▣ EVALUACIÓN

Fiebre (puede ser alta: > 39.5 °C), coriza, tos, conjuntivitis[2]

Manchas de Koplik (pequeñas manchas azul-blancas en un fondo rojo brillante son pantognomónicas).[2,4]

Exantema maculopapular 2-4 días después del inicio de la fiebre; puede volverse confluente o petequioso.[2,5]

Exantema pálido temprano en curso; rara vez afecta a las palmas.[5]

BH (puede haber trombocitopenia, leucopenia).[6]

Radiografía de tórax (para neumonitis intersticial)

Anticuerpos IgM (prueba más común)[7]

La presencia de IgM es diagnóstica, aunque puede ser indetectable < 4 días de exantema—persiste por 1-2 meses.[7]

Elevación (4×) de IgG[7]

Prueba de confirmación a través de las instancias de salud pública

Detección del ARN del virus del sarampión mediante reacción en cadena de la polimerasa con transcriptasa inversa (PCR-RT)[8]

Considere rubéola, roséola, quinta enfermedad, escarlatina y, menos común, fiebre maculosa de las montañas rocosas (FMMR), mononucleosis infecciosa, enfermedad de Kawasaki, citomegalovirus, síndrome de shock tóxico estafilocócico.[9]

■ MANEJO

Tratamiento de apoyo:

La diarrea es la complicación más común.[10]

La neumonía es la causa más común de muerte relacionada con sarampión.[10]

La encefalitis ocurre en 1 de cada 1 000 casos de sarampión.[10]

El sarampión asociado al embarazo aumenta las complicaciones.[11]

Aísle al paciente.

Se ha utilizado la administración de vitamina A.[12]

Antibióticos si se identifica una infección bacteriana específica.[2]

☐ GENERAL

Debe distinguirse de la celulitis preseptal, que es anterior al septo orbitario.[1]

No hay signos oculares.

Inflamación del párpado anterior al septo orbitario

Puede no haber dolor a la palpación.

Celulitis orbitaria:[2,3]

Inflamación posterior al septo orbitario que incluye la grasa y los músculos oculares.

Puede asociarse con signos oculares (músculos extraoculares [MEO] limitados, alteraciones visuales).

Alto riesgo de comunicación intracraneal de la infección[3]

Tanto la celulitis preseptal como la orbitaria pueden causar dolor ocular e inflamación del párpado.[1,4]

Sólo la celulitis orbitaria afecta a los músculos y el tejido extraoculares, lo que produce dolor con el movimiento ocular.[1,4]

Es más probable que la celulitis orbitaria se asocie con fiebre.

▣ EVALUACIÓN

La TC de las órbitas con contraste i.v. puede distinguir la celulitis preseptal de la orbitaria.[5,6]

Indicada si se debe diferenciar la extensión de la infección.

A veces el edema puede impedir una exploración adecuada.

Busque cambios en la visión o dolor con el movimiento ocular.

Busque signos y síntomas neurológicos.

Si se sospecha celulitis orbitaria, ordene BH y QS.

▣ MANEJO

Ingrese al paciente con sospecha de celulitis orbitaria para administrar antimicrobianos i.v. y consulta con oftalmología.[7]

Clindamicina, 40 mg/kg/d i.v. dividida c/6-8 horas

La adición de corticosteroides puede reducir el dolor y el edema.[8]

TOXICIDAD COLINÉRGICA

☐ GENERAL

Véase también el capítulo 76, Enfoque general/Contacte a un centro de control de intoxicaciones.

Toxicidad colinérgica causada por organofosforados (OP), carbamatos, nicotina, fisostigmina y edrofonio[1]

Exposición: cutánea, inhalación o ingesta

Síntomas: ptialismo, epífora, enuresis, defecación, disfunción GI, emesis (SLUDGE, por sus siglas de los síntomas en inglés)[1]

Miosis, bradicardia, hiperemia nasal, hipotensión, parálisis flácida

Pueden ocurrir taquicardia y parálisis respiratoria con la hiperestimulación por nicotina

La toxicidad OP puede crear trastornos neurológicos 24-96 horas posteriores a la exposición.[2]

Debilidad de flexión del cuello, anomalías del sistema nervioso central (SNC), reflejos tendinosos profundos disminuidos, debilidad de los músculos proximales y compromiso respiratorio

▨ EVALUACIÓN

El diagnóstico es clínico, porque los síntomas colinérgicos excesivos sin exposición conocida pueden indicar una posible toxicidad.

Muchos organofosforados tienen olor a ajo o a petróleo.

La medición directa de la acetilcolinesterasa eritrocitaria (AChE-E) mide el grado de toxicidad.[3]

Es más fácil medir la actividad de la colinesterasa plasmática, pero no se correlaciona con el grado de toxicidad.[3]

Ambas pruebas no están disponibles en muchos laboratorios.

Evalúe si hay isquemia miocárdica (ECG/troponina).

▨ MANEJO

Retire la ropa contaminada en un área bien ventilada para prevenir la exposición del personal médico.

Evite la succinilcolina si se requiere intubación en la toxicidad OP.

Conduce a un bloqueo neuromuscular exagerado, debido a que la succinilcolina es metabolizada por la acetilcolinesterasa.

Pueden usarse fármacos no despolarizadores (rocuronio), pero pueden requerir una dosis mayor debido a la inhibición competitiva

Reanimación con líquidos i.v., en especial en presencia de bradicardia e hipotensión.

Atropina i.v. es el agente de elección.[4]

- Compite con los receptores de acetilcolina (no es efectiva para envenenamiento nicotínico porque no se une a los receptores nicotínicos).
- 2-5 mg i.v. en adultos
- 0.05 mg/kg i.v. en niños
- Si no hace efecto, la dosis puede duplicarse cada 3-5 minutos hasta que los síntomas se alivien (en especial el broncoespasmo/broncorrea).[4,5]
- Casos leves a moderados: 2 mg c/5 minutos[3]
- Casos graves: 2-6 mg con dosis repetidas c/2-60 minutos[4]
  - La taquicardia no es un indicador confiable de mejoría, y puede resultar de hipoxia, estimulación simpática o hipovolemia.[5]
- Pueden requerirse dosis altas (en bolo o infusión).[5]

Se debe administrar pralidoxima junto con atropina.[1]

- Reactiva la acetilcolinesterasa.
- No debe usarse sin atropina concurrente para prevenir la inhibición transitoria de acetilcolinesterasa inducida por oxima, con el fin de prevenir que los síntomas empeoren.[6]
- Trate síntomas tanto muscarínicos como nicotínicos.[7]
- Infusión lenta de 1-2 g i.v. durante 30 minutos para adultos, seguidos de infusión de 500 mg/h
- La administración rápida se ha asociado con paro cardiaco; la infusión lenta previene la debilidad muscular.[8]
  - Adultos: 30 mg/kg en bolo.[9] Después infusión de 8 mg/kg/h[10]
  - Niños: 25-50 mg/kg en bolo.[7] Después infusión de 10-20 mg/kg/h[10]

Considere diazepam, 5-20 mg i.v. para convulsiones, fasciculaciones o ansiedad.[1]

- Las dosis profilácticas demostraron causar un descenso en la disfunción neurocognitiva.[11]

Considere fenobarbital para las convulsiones recurrentes.[12,13]

- No hay evidencia de que fenitoína tenga efecto en las convulsiones inducidas por v.o. y no se recomienda.[12,13]

Hay poca evidencia de que el carbón activado sea efectivo después de 1 hora de la ingesta.[14]

☐ GENERAL

Criterios de Atlanta para la definición de pancreatitis:[1]

Leve: ausencia de insuficiencia orgánica y de complicaciones locales o sistémicas[1]

Moderada: insuficiencia orgánica transitoria que se resuelve en < 48 horas.

Complicaciones locales o sistémicas sin insuficiencia orgánica persistente.[1]

Grave: insuficiencia orgánica persistente > 48 horas. No se puede distinguir entre moderada y grave, y entre grave y aguda en las primeras 48 horas.[1]

Sospeche pancreatitis crónica si hay pancreatitis aguda recurrente, dolor abdominal constante, complicaciones (seudoquiste, calcificaciones), evidencia de insuficiencia pancreática exocrina (DM, mala digestión).[2]

Dolor epigástrico agudo, grave y persistente típico.[3]

El inicio de las manifestaciones es rápido si se debe a obstrucción por litos biliares.

La etiología metabólica o por etanol es menos abrupta y el dolor está mal localizado.

Otras causas incluyen, pero no están limitadas a, hiperlipidemia, traumatismo, fármacos, infección y procedimientos médicos.

La irradiación hacia la espalda ocurre en 50% de los casos. Náusea y vómito en 90%.[4]

El diagnóstico de pancreatitis aguda requiere 2 o más criterios establecidos dentro de las 48 horas siguientes al ingreso:[1,5]

Dolor abdominal consistente con pancreatitis

Amilasa y/o lipasa > 3 veces por arriba del límite normal

Hallazgos de imagenología característicos

■ EVALUACIÓN

Los hallazgos físicos dependen de la gravedad.

Dolor epigástrico a la palpación

Puede haber distensión abdominal y ruidos intestinales hipoactivos debido a íleo.

Se observa ictericia escleral asociada con la obstrucción biliar en presencia de coledocolitiasis.

Grave: fiebre—hipoxema—taquipnea—hipotensión

Se observa equimosis en 3% de los casos debido a hemoperitoneo:[6,7]

Periumbilical (signo de Cullen)

Costado (signo de Grey Turner)

Pruebas de laboratorio:[8-10]

Amilasa[9,10] (se eleva 6–12 horas después del inicio; vida media de 10 horas).

Debido a la corta vida media, el diagnóstico puede pasarse por alto en casos que se presentan > 24 horas del inicio.[9,10]

Lipasa[9,10] (se eleva 4–8 horas después del inicio; concentración máxima a las 24 horas)

Las elevaciones ocurren más pronto y duran más que las de amilasa.[9,10]

La razón lipasa/amilasa > 2 puede diferenciar la pancreatitis alcohólica de la no alcohólica.[11]

Razón > 2 sugiere etiología alcohólica (la lipasa alta es típica).

Razón < 2 sugiere etiología no alcohólica (la amilasa alta es típica).

BH

QS [NUS, creatinina, pruebas de funcionamiento hepático (PFH)]

ALT > 150 U/L puede sugerir etiología biliar.[12]

Calcio

Albúmina

Gonadotrofina coriónica humana (mujeres en edad reproductiva)

Gasometría arterial (si está indicada para comorbilidades y síntomas).

Ultrasonido abdominal en la pancreatitis aguda

TC de abdomen/pelvis (si el diagnóstico es incierto)

Radiografía abdominal (íleo)

Radiografía de tórax (presenta anomalías en un tercio de los pacientes).[13]

Aunque la lipasa y la amilasa son útiles para diagnosticar la pancreatitis, no pueden predecir la gravedad.

Las puntuaciones en las escalas APACHE II y del síndrome de respuesta inflamatoria sistémica (SRIS) pueden evaluar la gravedad, el pronóstico y guiar el tratamiento.[14]

■ MANEJO

Inicial: resucitación con líquidos y control del dolor

Salina normal, solución de Hartmann o solución Ringer-Lactato (RL) 5–10 mL/kg/h[15]

20 mL/kg durante 30 minutos seguidos de 3 mL/kg/h si hay agotamiento de volumen[15]

En casos raros de hipercalcemia, las LR y la solución de Hartmann están contraindicadas debido a su contenido de calcio.[15]

LR puede reducir la incidencia del SRIS comparada con la salina normal.[16]

Los opioides son efectivos para controlar el dolor.[17]

Hidromorfona i.v.

Morfina i.v.

No hay evidencia de que la morfina exacerbe la pancreatitis.[18]

Antibióticos sólo si se sospecha infección extrapancreática, debido a que las infecciones incrementan la mortalidad.[19]

No se recomiendan los antibióticos profilácticos.[19]

Opciones para necrosis infectada sospechada:[20]

Imipenem–cilastatina, 500 mg i.v. c/8 horas

Meropenem, 1 g c/8 horas

Ciprofloxacino, 400 mg i.v. c/12 horas más metronidazol, 500 mg i.v. c/8 horas

Se puede requerir insulina temporalmente en algunos casos.

Indicaciones para la monitorización o el ingreso a la unidad de cuidados intensivos (UCI):[21]

FC < 40 o > 150/min

PA sistólica < 80 mm Hg o diastólica > 120 mm Hg

FR > 35/min

PaO_2 < 50 mm Hg

pH < 7.1 o > 7.7

K^+ sérico < 2.0 mmol/L o > 7.0 mmol/L

Na^+ sérico < 110 mmol/L o > 170 mmol/L

Glucosa sérica > 800 mg/dL

Ca^{++} sérico > 15 mg/dL

Anuria

Coma

Considere transferir a terapia intermedia o a la UCI si:[21]

Puntuación APACHE II > 8 (primeras 24 horas desde el ingreso)

SRIS persistente (> 48 horas)

Hematocrito > 44%

NUS > 20 mg/dL

Creatinina > 1.8 mg/dL

Edad > 60 años

Comorbilidades, como enfermedad cardiaca o pulmonar, obesidad

☐ GENERAL

El absceso periamigdalino (APA) es la infección profunda de cuello más común, con una colección de pus.[1,2]

Dolor de garganta (por lo regular mayor de un lado), tumoración periamigdalina, disfagia, trismo, desviación uvular, voz amortiguada

El APA bilateral es poco frecuente.[3]

La celulitis periamigdalina es una reacción inflamatoria causada por infección, sin colección purulenta asociada.

El diagnóstico puede ser clínico, en particular con desviación de úvula y desplazamiento medial de la amígdala.

▣ EVALUACIÓN

Evalúe el grado de obstrucción de la vía aérea.

Los pacientes ansiosos, con babeo, gesticulaciones y de aspecto séptico requieren una estrecha monitorización.

Hay presencia de trismo en alrededor de dos tercios de los casos, debido al involucramiento del músculo pterigoideo interno.[4]

El paciente también puede cursar con dolor de oído en el lado afectado.

Las pruebas de imagen no son necesarias para hacer el diagnóstico de APA.

Haga estudios de imagen si el diagnóstico no es claro.[2]

La TC con contraste es útil si se sospecha que la infección se ha diseminado más allá del espacio periamigdalino.[5,6]

El ultrasonido puede bastar para diferenciar el APA de la celulitis.[5,6]

La RM es una alternativa sin exposición a radiación.[5,6]

La imagenología térmica basada en teléfono inteligente con puntos críticos asimétricos puede ser útil.[7]

No se requieren pruebas de laboratorio para hacer el diagnóstico.[8]

Pruebas de laboratorio para sustentar el diagnóstico y evaluar la hidratación:[5]

BH

QS

PCR

Considere la prueba de aglutinación en cartucho (IgM para el virus Epstein–Barr).

Cultivo de estreptococos

El cultivo de rutina del aspirado sólo se indica en casos selectos.[9]
- Recurrente
- DM
- Inmunocompromiso[10]

■ MANEJO

Se requiere una pronta intervención quirúrgica para la afectación de la vía aérea, masa que crece y comorbilidades/complicaciones significativas.[5,8]

El drenaje y el manejo antimicrobiano son el tratamiento primario.[2,10]
- Consulte con otorrinolaringólogo (ORL) para el drenaje y tratamiento individual, porque hay un espectro de gravedad.
- Los ensayos de antimicrobianos son aceptables para una probable celulitis.[11]
- Abscesos < 1 cm sin voz amortiguada, trismo o babeo —ORL puede diferir el drenaje.[5]

Hidratación con líquidos i.v. si hay una ingesta oral limitada.[4]

Considere manejo ambulatorio en casos no complicados si existe un protocolo aceptado de seguimiento.[5,10,12]
- El tratamiento inicial óptimo no es claro y depende de la certeza del diagnóstico de APA contra celulitis.[13]

La hospitalización está indicada para:[5,10]
- Niños < 4 años[12]
- Considere para edades > 40 años (riesgo de complicaciones)
- Sepsis
- Deshidratación
- Riesgo de afectación de la vía aérea
- Inmunodepresión o comorbilidades (DM)
- Fracaso del tratamiento ambulatorio

Ingreso para 24 horas de hidratación y antimicrobianos, reservando el drenaje para casos que no responden al tratamiento—estudiado con éxito entre niños con una tasa de respuesta de 50% al manejo médico.[14,15]

Anestésico tópico para controlar el dolor durante el drenaje, que el ORL suele realizar.[10]
- Considere narcóticos o ketorolaco i.v.[14]

Clindamicina i.v. (13 mg/kg por dosis—máximo 900 mg en una sola dosis) c/8 horas para niños o 600 mg c/6–8 horas para adultos[10]

Ampicilina–sulbactam i.v. (50 mg/kg por dosis—máximo 3 g en una sola dosis)
- c/6 horas para niños o 3 g i.v. c/6 horas para adultos

Si hay mejoría clínica y el paciente está afebril después del tratamiento i.v.: v.o. por
14 días (curso < 10 días, hay riesgo de recurrencia).[16]

　Amoxicilina–clavulanato (45 mg/kg por dosis—máximo 875 mg) c/12 horas para
　　niños, u 875 mg c/12 horas para adultos

　Clindamicina (10 mg/kg por dosis—máximo 600 mg) c/8 horas para niños o
　　300–450 mg c/6 horas para adultos

La evidencia respecto del beneficio de los glucocorticoides es inconsistente, pero puede
mejorar el pronóstico clínico.[17,18]

　Dexametasona, 10 mg i.v./i.m.[11]

　Metilprednisolona, 2–3 mg/kg (250 mg máximo), i.v./i.m.[11]

Observación por varias horas después del drenaje[11,19]

　Los casos ambulatorios requieren un estrecho seguimiento, con instrucciones
　　estrictas para acudir de nuevo al servicio.

☐ GENERAL

Los síntomas clínicos (tos, fiebre, taquicardia, crepitaciones) no tienen una sensibilidad
> 50% para el diagnóstico clínico, usando la radiografía de tórax como el estándar.[1]

Se aprecia fiebre en 80% de los casos, aunque puede estar ausente en los adultos
mayores.[2]

Un ritmo respiratorio > 24/min en 45–70% y taquiapnea son signos sensibles en los
adultos mayores, junto con la taquicardia.[2]

Un tercio de los pacientes no exhibe consolidación en la radiografía de tórax.[2]

No está claramente definida una combinación definitiva de síntomas predictores
de neumonía.[2]

■ EVALUACIÓN

Los antecedentes deben determinar el estado inmunológico y las exposiciones a
patógenos.[3]

A la exploración física se pueden encontrar fiebre, taquipnea y taquicardia.[3]

Se requiere un infiltrado en la radiografía de tórax para el diagnóstico definitivo.[4]

Estudios:[3]

    Radiografía de tórax (o TC)

    BH

    QS de 7 elementos

    PCR, procalcitonina, hemocultivos y cultivos de esputo; por lo común no los
    ordenan los urgenciólogos, sino el médico tratante.

    Hay cierta evidencia de que los biomarcadores como la procalcitonina y la PCR
    tienen cierto valor para diferenciar el asma y la EPOC de la neumonía, y la
    etiología viral de la bacteriana.[5–7]

    Se recomiendan los hemocultivos para los pacientes en UCI (opcional para los
    pacientes de piso).

        La tasa de cultivo positivo es baja—la tasa de cultivo falso positivo es alta—los
        cultivos positivos rara vez modifican el tratamiento.[8]

    Cultivo y tinción de Gram del esputo para los pacientes hospitalizados no ordenados
    por el urgenciólogo

    Influenza A y B durante los brotes PCR para COVID-19

Puntuación CURB-65:

    5 variables, 1 punto cada una[9]

        1. Confusión

        2. NUS (> 19 mg/dL)

    3. Frecuencia respiratoria (FR) ($\geq$ 30)
    4. PA (sistólica < 90 o diastólica $\leq$ 60)
    5. Edad ($\geq$ 65 años)
Puntuación 0-1 = considere manejo ambulatorio; 2 = considere ingreso;
    3-5 = ingreso/posible a UCI[9]

El Índice de Gravedad de la Neumonía también es un sistema de puntuación válido,
pero es menos simple que el CURB-65.

■ MANEJO

Ambulatorio:[4]
    Antes saludable sin uso de antimicrobianos en los últimos 3 meses
        Macrólido (azitromicina o claritromicina) o
        Doxiciclina
    Comorbilidades:
        Fluoroquinolona (levofloxacino, gemifloxacino, moxifloxacino) o
        β-lactámicos (alta dosis de amoxicilina, amoxicilina/ácido clavulánico,
        cefpodoxima o cefuroxima) MÁS un macrólido (azitromicina o claritromicina)
Hospitalizado:[4]
    Levofloxacino, 500-750 mg i.v., o moxifloxacino, 400 mg i.v. (la biodisponibilidad i.v.
    es igual a la de v.o.) o
    β-lactámico más macrólido
Paciente hospitalizado con neumonía adquirida en una casa de retiro y/o riesgo por
    pseudomonas: piperacilina-tazobactam más levofloxacino
Consideraciones para la hospitalización:
    Capacidad para retener la ingesta oral, cumplimiento, antecedentes de abuso de
    sustancias, enfermedad mental, cognición, funcionalidad, situación de vida

☐ GENERAL

Sistólica > 140 mm Hg o diastólica > 90 mm Hg en dos ocasiones con diferencia de al menos 4 horas en una paciente con > 20 semanas de gestación

Previamente normotensa[1]

La preeclampsia puede sobreimponerse a la hipertensión crónica.

Sistólica > 160 mm Hg o diastólica > 110 mm Hg, confirmación en minutos si es aceptable, Y[1]

Proteinuria O hipertensión de nuevo inicio con o sin proteinuria en presencia de cualquiera de lo siguiente:[1]

Creatinina sérica > 1.1 mg/dL o la concentración de creatinina es doble, sin enfermedad renal conocida

Trombocitopenia (conteo de plaquetas < 100 000/µL)

Pruebas de función hepática transaminasa > 2 veces el límite superior a lo normal

Edema pulmonar

Síntomas visuales o cerebrales (cefalea, cambios en la visión)

El síndrome HELLP (hemólisis, enzimas hepáticas elevadas, plaquetas bajas) puede ser un trastorno diferente o una forma grave de preeclamsia.

La mayoría de los casos de hipertensión de nuevo inicio con proteinuria se presenta > 34 semanas de gestación.[2]

Alrededor de 10% es < 34 semanas.[2]

■ EVALUACIÓN

Puede ser asintomática, pero los signos de advertencia a la exploración incluyen:[3]

Cefalea grave o persistente

Estado mental alterado

Cambios en la visión (visión borrosa, fotofobia)

Dolor abdominal alto

Disnea o dolor torácico retroesternal

Rápido aumento de peso

Edema

Hiperreflexia

Oliguria

Monitorice la PA.

Pruebas de laboratorio:[1]

BH (conteo de plaquetas)

QS (creatinina sérica, electrolitos, ácido úrico, enzimas hepáticas)

    El ácido úrico es un mal predictor de complicaciones.[4]

EGO (proteinuria)

Ultrasonido fetal[1]

    Puede haber presencia de restricción del crecimiento fetal por perfusión uteroplacentaria deprimida.[5]

■ MANEJO

Ingrese a pacientes con hipertensión o preeclampsia severas.[1,6]

    Consulte con ginecoobstetricia.

    Las condiciones de gravedad pueden requerir interrupción inminente del embarazo.[1,7]

La monitorización hospitalaria es razonable para determinar las candidatas a un manejo conservador.[8]

    El cuidado ambulatorio es una opción para la preeclampsia estable sin elementos de gravedad.[9]

    El pronóstico con cuidado ambulatorio es limitado.[10]

Ocurre eclampsia en hasta 3% con signos preeclámpticos graves no manejados con profilaxis anticonvulsivante (magnesio).[11,12]

    Las convulsiones de nuevo inicio son una manifestación convulsiva de la eclampsia.[12,13]

MANEJO CLAVE DE LA ECLAMPSIA

Maneje la vía aérea: proporcione oxígeno.[14]

Coloque a la paciente en decúbito lateral izquierdo.

Prevenga la hipoxia o el traumatismo: acolchone los barandales de la cama.

Trate la hipertensión grave; el umbral exacto en el que debe iniciarse el tratamiento de emergencia no es claro.[15]

    Dosis inicial: labetalol, 20 mg i.v. durante 2 minutos

        Si no se logra el objetivo después de 10 minutos: 40 mg i.v. durante 2 minutos

        Si no se logra el objetivo después de 20 minutos: 80 mg i.v. durante 2 minutos

        Se pueden repetir 80 mg i.v. a 30 minutos y 40 minutos, hasta un máximo de 300 mg

        Cambie de medicamento si no se logra el objetivo.

        Opción en vez de repetir la dosificación:

            Infusión de 1-2 mg/min o comience después de la dosis inicial de 20 mg i.v.

Opción: hidralazina: 5 mg i.v. durante 1-2 minutos

Prevenga las convulsiones recurrentes.[16]

El sulfato de magnesio es el fármaco de elección: 4-6 g i.v. durante 15-20 minutos.
Puede dar 5 g i.m. en cada glúteo (10 g en total).[16]

Después de la carga inicial, inicie infusión de 1-2 g/h (máximo 40 g/24 h).[16]

Convulsiones persistentes: diazepam, 5-10 mg i.v. c/5-10 min a un ritmo de < 5 mg/min hasta un máximo de 30 mg.[17] La eclampsia suele cursar con convulsiones leves, sin déficits focales.

Evalúe un parto de emergencia como tratamiento definitivo.[1]

Consulte de inmediato con ginecoobstetricia.

Consulte con neurología si no hay mejoría después de 10-20 minutos de la hipertensión y el control de las convulsiones, o si ocurren déficits neurológicos focales.

☐ GENERAL

No hay indicaciones o contraindicaciones absolutas. Se utiliza sobre todo cuando el dolor o la ansiedad puedan ser excesivos, lo que impide la función.

Los urgenciólogos de manera rutinaria aplican diferentes niveles de sedación (mínima a profunda).[1]

Los padecimientos comórbidos pueden aumentar el riesgo de efectos adversos durante la sedación.[2]

El riesgo se reduce con una dosis más baja—al dosificar a intervalos menos frecuentes—administración más lenta.[2,3]

El procedimiento no tiene que retrasarse por razones de ayuno.[4]

Es deseable obtener el consentimiento informado[4]

El número de médicos que realicen el procedimiento puede variar. Como mínimo:

un médico realizando el procedimiento mientras otro profesional médico (es decir, enfermera) monitoriza el estado del paciente.[4]

El que dos médicos realicen un solo procedimiento aún es motivo de controversia.[4,5]

La mayoría de los urgenciólogos no usa un segundo médico.

▣ EVALUACIÓN

Busque comorbilidades y dificultades de intubación en caso de que sea necesario el control de la vía aérea.[1]

Prepare consentimientos, equipo, personal y medicamentos.

▣ MANEJO

Establezca el equipo i.v. y de monitorización.

El equipo de manejo de vía aérea (BVM, equipo de intubación) debe estar disponible, incluidas succión y oximetría de pulso continuo.[5]

Se recomienda preoxigenar con la mascarilla facial y O_2 nasal (la evidencia de su beneficio es variable).[1]

Se pueden reducir las complicaciones en las mujeres embarazadas al utilizar:

Metoclopramida (mejora el tono del esfínter GE, lo que reduce el volumen gástrico)

Hidratación previa al procedimiento

Oxigenación

Posición: lateral, reclinada sobre el lado izquierdo

La hipoventilación suele ser breve. Se puede contrarrestar mediante agentes reversores, estimulación del paciente, posicionamiento de la vía aérea, asistencia con BVM y/o oxígeno complementario.

Agentes i.v.:

Propofol, 0.5-1 mg/kg; puede repetir 0.5 mg/kg cada 3-5 minutos.[6,7]

Sedante, amnésico. Sin analgesia

Inicio menos de 60 segundos; duración, 6 minutos

Ketamina, 1-2 mg/kg durante 1-2 minutos; puede repetir 0.25 mg/kg cada 3-5 minutos.[6]

Sedante disociativo, analgésico, amnésico

Inicio rápido, larga vida media, la recuperación puede tomar 60 minutos.

Etomidato, 0.1-0.15 mg/kg; puede repetir 0.05 mg/kg cada 3-5 minutos.[8]

Sedante, sin analgesia

Midazolam, 0.02-0.03 mg/kg durante 2-3 minutos (máximo 2.5 mg iniciales). Inicio en 1-2 minutos

Puede repetir después de 2-5 minutos.[9]

Si se usa con fentanil puede causar hipoxia.

Sedante, ansiolítico. Sin analgesia

Fentanil, 0.5 mcg/kg; puede repetir 0.5 mcg/kg cada 2 minutos.[10]

Analgésico. Reduzca la dosis cuando lo combine con otros fármacos.

El alta suele ser segura 30-40 minutos después de la administración de la medicación sedante final, cuando no hayan ocurrido efectos adversos.[11]

La mayoría de las directrices recomienda dar el alta si se logra el estado igual al de antes del procedimiento.[11]

☐ GENERAL

La fuente más común son las extremidades inferiores.[1,2]

Los factores de riesgo se relacionan con lesión endotelial, hipercoagulabilidad, estasis circulatoria,[1,2] cirugía reciente, traumatismo, inmovilización, cáncer, obesidad, tabaquismo, embarazo, embolia pulmonar (EP) previa, trastornos autoinmunes.

Los síntomas varían de ninguno al shock. El más común es disnea seguida de dolor pleural, tos y taquicardia.[3]

▇ EVALUACIÓN

Establezca la probabilidad de EP.[4,5]

Calcule la escala de Wells: la puntuación guía la necesidad de hacer pruebas de imagen.

Probable (Wells > 4): realice una angiografía por TC (ATC) de tórax.

Poco probable (Wells < o = 4): realice prueba del dímero D.

Dímero D < 500 ng/mL = EP excluida

Dímero D ≥ 500 ng/mL = realice una ATC de tórax (prueba de V/Q opcional).

Considere los Criterios PERC.[6]

Se cumplen los 8 = EP excluida en la población de baja probabilidad de Wells < 2

No se cumplen los 8 = dímero D

Edad < 50 años

RC < 100/min

Oximetría de pulso ≥ 95%

Sin hemoptisis

Sin uso de estrógenos

No hay EP o TVP previas

Sin inflamación unilateral de pierna

Sin traumatismo/cirugía en las últimas 4 semanas

BH[3]

QS

Tiempo de protrombina (TP)/INR (antes de la antigoagulación)/tiempo de tromboplastina parcial (TTP)

Gasometría arterial (GA) si hay hipoxia (la GA anormal es común, aunque no es sensible ni específica: la hipoxemia tiene valor pronóstico).[3]

Considere ECG, péptido cerebral natriurético (PCN), troponina como marcadores para disfunción del ventrículo derecho, estratificación de riesgo e indicadores de pronóstico.

Radiografía de tórax (evalúe otras causas; no es necesaria si se hace una ATC).
ATC torácica o prueba V/Q (véanse las pruebas para la puntuación de Wells:
imagenología si Wells está en la categoría probable; dímero D para descartar
bajo riesgo).[3]
EP en el embarazo[7,8]
Embarazo con síntomas en la pierna = ultrasonido de extremidad izquierda
Positivo: trate
Negativo: radiografía de tórax
Radiografía de tórax anormal: ATC
Radiografía de tórax normal: V/Q; **note que la V/Q sólo de perfusión
tiene menor radiación que la TC torácica.**
Embarazada sin síntomas en la pierna = radiografía de tórax:
Radiografía de tórax anormal: ATC
Radiografía de tórax normal: V/Q [7]

■ MANEJO

Opciones de tratamiento:[9]
Heparina, 80 U/kg (o 5 000 unidades) i.v., después infusión de 18 U/kg/h
(o 1 000 U/h)[9]
Enoxaparina, 1 a 15 mg/kg SC diariamente (paciente hospitalizado)
Rivaroxabán, 15 mg v.o. dos veces al día durante 3 semanas (después 20 mg diarios)
Apixabán, 10 mg v.o. dos veces al día durante 7 días (después 5 mg 2 veces al día)
Poblaciones que requieren estrategias de anticoagulación específicas:
Neoplasias malignas (se prefiere heparina)
Embarazo (heparina de dosis ajustada)
Trombocitopenia inducida por heparina (opción: argatrobán)
Si la coagulación está contraindicada, el paciente está inestable, pacientes con filtros
VCI o pacientes que no responden a la anticoagulación.

□ GENERAL

Se clasifica por sitio (cistitis/pielonefritis) y síndrome (complicada/no complicada).[1]

    E. coli es la causa más común en 75-95% de los pacientes.[2]

La infección de vías urinarias (IVU) complicada involucra factores asociados que aumentan las tasas de fracaso, como:

    Hombres y niños

    Afecciones metabólicas o funcionales subyacentes que complican el curso:

        Obstrucción urinaria—embarazo—DM—insuficiencia renal—inmunodepresión—sonda urinaria

        Infección nosocomial—trasplante renal

IVU no complicada:[2]

    Afebril—puede tolerar medicamentos orales—no embarazada/premenopáusica—sin comorbilidades o anomalías urológicas

    Sin dolor costal ni sospecha de pielonefritis

■ EVALUACIÓN

Antecedentes:[1]

    Cistitis: disuria—urgencia—frecuencia—dolor suprapúbico—hematuria menos común

    Pielonefritis: también puede haber fiebre—escalofríos—dolor en el costado, náusea/vómito[3]

Examen pélvico si se sospecha vaginitis o enfermedad pélvica inflamatoria (EPI)

Pruebas de laboratorio:[2,4]

    Examen general de orina (EGO) (con gonadotrofina coriónica humana [GCH], si está en edad reproductiva)

    Analice para nitritos, esterasa leucocitaria y piuria confirmados por la evaluación microscópica.

    La piuria puede estar ausente si la infección no se comunica con el sistema colector o hay obstrucción.

    Urocultivo (en especial si hay pielonefritis o síntomas recurrentes)[4]

    QS (nitrógeno de urea en sangre [NUS]/creatinina) para evaluar la función renal en la pielonefritis[4]

Considere BH.

Por lo general no se requieren pruebas de imagen a menos que haya obstrucción, se sospeche una anomalía anatómica o los síntomas no mejoran después de 48-72 horas.[5,6]

La TC o el ultrasonido (US) renal son útiles; la TC sin contraste tiende a ser la referencia.[5,7]

■ MANEJO

Consulte el antibiograma local.

Cistitis no complicada (no es para un curso complicado; los cultivos pueden guiar el tratamiento):[8]

Nitrofurantoína, 100 mg 2 veces al día durante 5 días

Fosfomicina trometamol, 3 g v.o., dosis única

Trimetoprim-sulfametoxazol (TMP-SMX) (en las cepas sensibles), 2 veces al día durante 3 días (aceptable en la pielonefritis temprana)

Ciprofloxacino, 500 mg 2 veces al día

Levofloxacino, 750 mg diarios durante 5-7 días

Pielonefritis no complicada (considere dosis i.v. antes de hacer la transición a v.o.):[9]

Levofloxacino, 750 mg i.v. o v.o. diarios durante 5 días

Ciprofloxacino, 400 mg i.v. o 500 mg v.o. durante 10 días

Considere TMP-SMX DS 2 veces al día durante 14 días.

Considere cetriaxona, 1 g i.v. antes de hacer la transición a TMP-SMX DS oral.

Considere fenazopiridina, 200 mg 3 veces al día durante un máximo de 2 días para aliviar los síntomas.

Pielonefritis complicada (opciones guiadas por los cultivos) incluye:[8]

Ceftriaxona, 1 g c/24 horas i.v.

Cefepima, 2 g c/12 horas i.v.

Piperacilina-tazobactam, 3.375 g c/6 horas i.v.

Imipenem, 500 mg c/6 horas i.v.

Evidencia insuficiente de que el jugo de arándanos trate las IVU.[10]

Ingrese a pacientes con pielonefritis complicada.[11]

Las indicaciones incluyen: infecciones complicadas—sepsis—vómito persistente—fracaso del tratamiento ambulatorio—extremos de edad.[11]

Tratamiento hospitalario típico: fluoroquinolona, aminoglucósido o cefalosporina de tercera generación[11]

La mortalidad es más baja en el manejo hospitalario.[12]

□ GENERAL

Pasteurella es el microorganismo aislado más común en perros y gatos.[1,2]
Las especies de *Streptococcus* y *Staphylococcus* también son comunes.[1,2]
Streptococcus anginosus es el microorganismo aislado más común en un estudio de mordedura humana: 54% tuvo cultivos positivos tanto aerobios como anaerobios.[3]
Bartonella henselae es responsable por la enfermedad por arañazo de gato.
Las infecciones debidas a un solo microorganismo son poco frecuentes.[6]

■ EVALUACIÓN

Evalúe el antecedente de vacunación por tétanos y difteria.
Evalúe el tiempo de la lesión, penetración a la articulación, nervio, tendón, o presencia de cuerpo extraño.
Investigue padecimientos crónicos que se asocien con inmunodeficiencia.
Determine si la mordida fue provocada por animales con riesgo de padecer rabia.
Determine en las exposiciones a mordida humana: hepatitis B, hepatitis C, sífilis, VIH (nota: es rara la transmisión de VIH a través de la saliva).[1,4]
Determine si la mordida fue provocada o no, al evaluar la exposición a la rabia en las mordidas de perro. Valore lesión por puño cerrado en la mordida humana. Los síntomas sistémicos de la infección pueden no ocurrir por 24-72 horas.[1,4]
Cualquier radiografía puede identificar una fractura o un cuerpo extraño.
TC para las mordidas profundas de perro en el cuero cabelludo[5]
El valor diagnóstico de las pruebas de laboratorio para las heridas infectadas no es claro, pero por lo general no se realizan de manera rutinaria: BH, PCR, VSG.[4]
El cultivo de la herida puede ser útil en las heridas infectadas.[1,4]

■ MANEJO

Limpie la herida bajo anestesia local; irrigación abundante.
Desbridación del tejido desvitalizado
El cierre es motivo de controversia:
  Las mordidas de perro simples y las laceraciones faciales suelen cerrarse si:
    < 12 horas de evolución (24 horas en la cara), pero no en la mano ni el pie, y si no están infectadas.
  No cierre: mordidas de gato, humanas (salvo en la cara), heridas por aplastamiento, punciones, manos, pies, paciente inmunocomprometido.[6]

La profilaxis con antimicrobianos es motivo de controversia:

Se recomienda para heridas de alto riesgo: moderadas a graves, aplastamiento, punciones profundas, manos, pies, mordidas humanas y pacientes inmunocomprometidos.[4,7]

Amoxicilina/ácido clavulánico (perro, gato, humano)

Alternativa si hay alergia a la penicilina: TMP-SMZ o doxiciclina más metronidazol o clindamicina.

Ingrese al paciente si hay enfermedad sistémica, herida de puño cerrado (puede necesitar quirófano) o mordidas graves (si son menos graves puede hacer un seguimiento en 24 horas).[8]

Investigue antecedentes de vacunación contra TD y el riesgo del animal para tener rabia.

Considere vacuna Hep B y profilaxis contra VIH en mordidas humanas.

Considere inmunoglobulina antirrábica (IGR) y vacune si no se puede monitorizar al animal.

IGR 20 UI/kg; infiltre alrededor de la herida y aplique el resto i.m. y

Vacuna 1 mL i.m. (adulto): días 0, 3, 7 y 14 en Estados Unidos por recomendación de los *Centers for Disease Control and Prevention* (CDC), (la duración de la inmunidad es > 2 años).

Los murciélagos son un vector de riesgo en Estados Unidos.

Los pequeños roedores, como ardillas, cobayos, hámsteres, gerbos, ratas y ratones, incluidos los lagomorfos (conejos), casi nunca se ha visto que sean infectados por la rabia y no se sabe que transmitan la rabia a los humanos de acuerdo con los CDC.

En todos los casos que involucren roedores, debe consultarse al departamento de salud local o estatal para obtener el reporte más reciente antes de decidir el inicio de tratamiento.

☐ GENERAL

Más frecuente en pacientes de 1–4 años[1]
> El rango reportado es de 6 meses a 11 años.

Jalar el brazo en extensión es el mecanismo clásico; también se reportan caídas, traumatismo menor del codo y lesiones durante el juego.[1]

La historia típica es la de un niño que no usa el brazo afectado.[1]

■ EVALUACIÓN

Exploración física: brazo mantenido en pronación cerca del cuerpo; el rango de movimiento pasivo del codo si el niño coopera y lo permite es normal.
> Siempre hay dolor incluso con la mínima supinación
> Inflamación significativa, dolor a la palpación o deformidad pueden sugerir una fractura supracondílea.
> Asegúrese de explorar de la clavícula a la muñeca (a veces se pasan por alto las fracturas de clavícula).

Radiografía: éste es un diagnóstico clínico; por lo regular no se requieren radiografías si la presentación y la exploración son consistentes con el diagnóstico.[2]
> Clásica historia de "jalón", con el codo ligeramente flexionado y el antebrazo en pronación sin dolor óseo a la palpación, deformidad o inflamación
> Se indican radiografías:[1,2] si hubo un mecanismo de lesión de traumatismo directo.
> > Inflamación (excepto que sea mínima en la cabeza radial)
> > Dolor óseo focal a la palpación o deformidad
> > Incapacidad de reducir una subluxación asumida.

■ MANEJO

Dos métodos (existe evidencia limitada de que el método de hiperpronación pueda ser menos doloroso, con una tasa de éxito más alta en el primer intento).[3,4]
> Puede sentirse un chasquido con un dedo puesto sobre la cabeza radial durante la reducción.
> **Método de hiperpronación:** sostenga el codo con presión moderada en la cabeza radial con un dedo. Después hiperprone el antebrazo usando la otra mano.
> > Puede sostener como si le estuviera estrechando la mano. Puede flexionar el codo si no tiene éxito al principio.

Método de supinación: sostenga el codo con presión moderada en la cabeza radial con un dedo. Ejerza una suave tracción del antebrazo utilizando la otra mano, mientras supina y flexiona por completo el codo en un solo movimiento.

La reducción es exitosa si el niño puede mover el brazo unos 5-10 minutos después del procedimiento, aunque al principio puede no querer hacerlo.

Anime al niño a que alcance un juguete con el brazo afectado.

Si el niño no quiere mover el brazo, tome una radiografía si no se obtuvieron placas iniciales.

Trate la fractura como la vea.

Si no hay fractura, haga un seguimiento en unos pocos días para evaluar el movimiento del brazo.

Si la reducción es exitosa no se necesita más tratamiento, aunque existe un mayor riesgo de una subluxación futura.

☐ GENERAL

Guía de atención: administración secuencial de agente sedante y relajante muscular—
mejora el éxito—reduce las complicaciones.[1]

Las contraindicaciones para la SRI son relativas, aunque cada fármaco puede tener sus
contraindicaciones.

■ EVALUACIÓN

Determine el riesgo de la vía aérea difícil (rasgos anatómicos/hallazgos clínicos/escala
Mallampati).

■ MANEJO

Prepare el equipo y los medicamentos.[2]

    Tenga preparado un método de respaldo para el control de la vía aérea.

Pre-oxigene.

    La meta es tolerar un periodo más largo de apnea.

    Los pacientes que cooperan y respiran profundamente logran aclaramiento de
nitrógeno.[3]

    Reserve la ventilación manual para pacientes hipóxicos (saturaciones < 91%).

    Las lecturas de la oximetría de pulso de la extremidad disminuirán respecto a las
lecturas de la circulación arterial central.[4]

Aplique premedicación para mitigar los efectos adversos.

Administre agentes de inducción y paralíticos.

La presión cricoidea para prevenir la regurgitación pasiva tiene una eficacia
cuestionable.[5]

Confirme la colocación después de la intubación.

    El monitoreo del CO_2 al final del volumen tidal es el más preciso.

    No confíe en un solo indicador (visualización de las cuerdas, auscultación, vapor
del tubo).

    La radiografía de tórax sólo puede determinar la profundidad. No es útil para
distinguir la colocación endotraqueal.

Mnemotecnia SOAPME

Succión: buena succión disponible (entubamiento corto)

Oxígeno: el pre-tratamiento con BVM, 15 L/min—oxígeno pasivo vía cánula nasal (5 L/min) durante el periodo apneico prolonga la oxigenación[1]

Aire: para la vía aérea, tubo ET (8.0 hombres:7.5 mujeres): buena luz en el mango

Posicionamiento: posición de aspiración/pre-oxigenación: mascarilla con reservorio 4 minutos antes: altura adecuada de la cama: actitud calmada

Monitorización/medicamentos: oximetría de pulso, monitorización cardiaca

Evalúe el CO_2 al final de la espiración.

MEDICAMENTOS

Sedación/inducción i.v.

Etomidato, 0.3-0.4 mg/kg (68 kg = **20 mg**)
> No aprobado para pediatría

Midazolam, 0.1-0.3 mg/kg (68 kg = **6-20 mg**)
> En infusión después de la intubación 4-6 mg/h

Propofol 1-2.5 mg/kg (68 kg = **70-170 mg**)

Fentanil 2-10 mcg/kg (68 kg = **100-600 mcg**)
> Puede comenzar con 50 mcg—↑ c/3 min para lograr el efecto: sedación consciente)
> En infusión después de la intubación 50-100 mcg/h

Relajantes musculares i.v.

Succinilcolina, 1-2 mg/kg (68 kg = **100 mg**)
> Puede ocurrir hipertermia maligna en pacientes con contraindicaciones.

Rocuronio, 0.6-1.2 mg/kg (68 kg = **40-80 mg**)

Agentes adyuvantes i.v.

Ketamina 1-4.5 mg/kg (68 kg = **70-300 mg por 1-2 minutos**)
> Pediátricos = 1.5 mg/kg por 1-2 minutos: (3-4 mg/kg i.m.: sedación consciente)

Lidocaína 1.5-2 mg/kg (68 kg = **100-130 mg**)
> Considere en heridas en la cabeza.

☐ GENERAL

Enfermedad respiratoria que afecta a todas las edades, con brotes estacionales.
  La mayoría de los niños habrá sido infectada para los 2 años de edad; es común la
    reinfección.[1]
Es la infección del tracto respiratorio bajo más común en niños < 1 año.[2]
  La ocurrencia en adultos es significativa y a menudo no reconocida.[3]
Pródromo de infección respiratoria superior (IRS), sibilancias, aumento en el esfuerzo
    respiratorio.[4]
El contacto directo con las secreciones (membranas nasofaríngeas/mucosas) es el modo
    principal de transmisión, aunque se han observado gotículas aerosolizadas; puede
    sobrevivir varias horas en las manos y en superficies como la ropa.[5]
Puede ocurrir apnea en lactantes mediante un mecanismo desconocido.[6]
  El virus sincitial respiratorio (VSR) se ha sugerido como posible causa del síndrome
    de muerte súbita en lactantes.[7]

■ EVALUACIÓN

El pródromo de IRS es de varios días: rinitis, tos, fiebre.[4]
  La progresión viene en los siguientes días: sibilancia o dificultad respiratoria.
El conteo de glóbulos blancos (CGB) no predice la bacteremia y no tiene utilidad clínica
    para guiar el tratamiento.[8,9]
Prueba de antígeno de VSR[9]
Orina (< 90 días de edad)[10]
Radiografía de tórax (no se correlaciona bien con la gravedad de la enfermedad;
    necesaria si hay esfuerzo respiratorio significativo o se sospecha una complicación).[4]
  Aspiración de cuerpo extraño, insuficiencia cardiaca, neumonía
Oximetría de pulso

■ MANEJO

Oxígeno si es necesario (nasal)
  Opcional si SpO_2 > 93%
Valore las necesidades de hidratación.
Evalúe los factores de riesgo para mal pronóstico.
  Antecedentes de prematurez
  Edad < 12 semanas
  Enfermedad cardiopulmonar
  Inmunodeficiencia

La bronquiolitis que no es grave suele manejarse en forma ambulatoria a menos que haya condiciones sociales desfavorables.

- Los broncodilatadores, glucocorticoides y los inhibidores de leucotrienos no tienen un beneficio probado.[4,11-13]
- No deben usarse antimicrobianos, a menos que exista una infección bacteriana concomitante.[4]
- El tratamiento sintomático es la terapia recomendada: el curso suele durar 2-3 semanas, con un máximo de 3-5 días.
  - Aspiración nasal
  - Por lo general disminuyen la ingesta y la hidratación oral.
  - Evite los descongestivos de venta libre.
  - Precauciones de regresar si hay intolerancia a los alimentos, malestar o los síntomas empeoran

Ingrese a los casos graves.

- Prueba de broncodilatador inhalado (incluyendo adrenalina).
- La cánula nasal de alto flujo (CNAF) y la presión positiva continua de vía aérea (CPAP, por sus siglas en inglés) con humidificación de vapor caliente son benéficas y reducen las tasas de intubación.[14]
  - Intube si hay hipoxemia a pesar del O_2, insuficiencia respiratoria inminente o apnea.
- El heliox puede ser benéfico.[15]
- Los corticosteroides mejoran un poco las puntuaciones clínicas en los pacientes hospitalizados, en especial con adrenalina inhalada, pero no en los ambulatorios.[16]
- No utilice solución salina hipertónica nebulizada en el servicio de urgencias.[4,17]

Criterios típicos para el alta del servicio de urgencias o del hospital:[18]

- Frecuencia respiratoria < 60/min edad < 6 meses — < 55/min edad 6-11 meses — < 45/min edad > 12 meses
- Paciente estable con O_2 complementario, al menos 12 horas antes del alta
  - Saturaciones > 92%[19]
- El cuidador(a) puede succionarle la nariz
- Adecuado apoyo familiar
- Adecuada hidratación oral

☐ GENERAL

Causa: *Rickettsia rickettsii*, Gram negativo. Los pacientes infectados se vuelven sintomáticos 2-14 días después de la exposición por mordida de garrapata, que es el vector primario.

La virulencia ocurre después de que la garrapata ingiere la sangre o 1-2 días después.

No se deje engañar por el nombre: es más común en **Carolina del Norte** y **Oklahoma**.

Una tercera parte de los pacientes no recuerda la mordida.[1,2]

Aumento en la mortalidad (22.9 *vs.* 6.5%) si el inicio del tratamiento antimicrobiano se retrasa más de 5 días.

Entre los casos más reportados se encuentran varones, nativos americanos y exposición frecuente a perros o áreas boscosas.[2]

La máxima incidencia es de abril a septiembre, pero puede adquirirse todo el año.

Factores que aumentan el riesgo de un desenlace fatal: niños < 10 años, nativos americanos o indígenas, inmunocompromiso y retraso en el tratamiento.[2]

La mortalidad aumenta si hay un retraso del tratamiento antimicrobiano.[3]

■ EVALUACIÓN

Las manifestaciones clínicas incluyen cefalea, fiebre y exantema después de la exposición a la garrapata.[4]

Por lo regular se confunde al principio con una enfermedad viral.

Periodo de incubación: 2-14 días

Los niños pueden tener síntomas GI como náusea/vómito.[5]

La mayoría desarrolla exantema entre 3-5 días de enfermedad (10% no presenta exantema). Éste suele comenzar en los tobillos/muñecas y se disemina en forma central a las palmas/plantas.

No existe una prueba temprana confiable. El diagnóstico serológico debe considerarse como confirmación retrospectiva.[6]

La BH no ayuda al diagnóstico. La trombocitopenia puede ser más prevalente conforme progresa la enfermedad.

Pueden ocurrir hiponatremia, elevación de las aminotransferasas séricas, de la bilirrubina y prolongación del tiempo de protrombina en casos avanzados.

Los anticuerpos aparecen 7-10 después del inicio de la enfermedad. El tiempo óptimo para obtener títulos de anticuerpos convalecientes es a 14-21 días. Las pruebas serológicas no ayudan durante los primeros 5 días, que es cuando debe iniciarse el tratamiento.[3]

■ MANEJO

Debe considerarse fiebre maculosa de las Montañas Rocosas (FMMR) en pacientes febriles en áreas endémicas con mordida de garrapata conocida o posible, que cursan con **cefalea y fiebre**/síntomas constitucionales en primavera o verano. No es aconsejable esperar el exantema antes de iniciar un tratamiento empírico.

Tratamiento: doxiciclina, 100 mg v.o. 2 veces al día, continuando al menos 3 días después de que el paciente está afebril. La mayoría se cura en 5-7 días con antibióticos.[3]

Doxiciclina también es el agente de primera línea para niños < 8 años con FMMR sospechada.[7]

Si hay sospecha, debe iniciarse el tratamiento de FMMR con doxiciclina en los pacientes sintomáticos.

Las embarazadas pueden recibir cloranfenicol (50 mg/kg/d v.o. en 4 dosis divididas).[8]

Niños: el riesgo de manchas dentales es mínimo con doxiciclina si se administra un curso corto. Debe sopesarse el riesgo contra una anemia aplásica fatal debida a la terapia con cloranfenicol.

Los niños que pesen más de 45 kg deben recibir la dosis adulta de doxiciclina; < 45 kg: 2.2-4 mg/kg/d (hasta 200 mg/d) 2 veces al día (duración: al menos 1 semana para FMMR, 2-3 semanas para Lyme).[9,10]

Se justifica la observación en pacientes un poco febriles durante los primeros 3 días de enfermedad.

La mayoría de los pacientes tratados presenta defervescencia en 48-72 horas.

La hospitalización depende de la gravedad, en particular en quienes tienen complicaciones como hipotensión, convulsiones o marcados síntomas GI. Es difícil distinguir entre la FMMR y la infección meningocócica; por lo tanto, si hay sospecha, debe iniciarse el tratamiento empírico en los pacientes enfermos.[10]

El tratamiento profiláctico no está indicado para quienes viajan a áreas endémicas o que han sufrido una mordida de garrapata pero no tienen síntomas.[9]

□ GENERAL

El uso de medicamentos de prescripción para fines distintos a los indicados es un mal uso.

Desviar es obtener, compartir o vender fármacos de prescripción.

Cualquier acto delictivo que involucre fármacos de prescripción es un desvío.

Obtener o intentar obtener sustancias controladas con engaños o falsa representación es ilegal en muchas partes.

La transgresión del uso de sustancias ha reemplazado a términos como abuso de sustancias y dependencia.

El uso consuetudinario con el tiempo es una definición razonable que reduce la estigmatización.[1]

El mal uso de medicamentos de prescripción se ha incrementado conforme a la prescripción terapéutica.

Se ha registrado un descenso de la prescripción de opioides.[2]

■ EVALUACIÓN

Los factores de riesgo para el mal uso de fármacos (en particular opioides) incluyen:[3,4]

Antecedentes de etilismo o abuso de cocaína

Encarcelamiento o problemas legales relacionados con drogas

Antecedentes personales o familiares de trastorno por uso de sustancias

Trastorno de la salud mental

Raza caucásica

Los pacientes que reciben tratamiento opioide tienen cuatro veces más probabilidades de tener un trastorno por uso de sustancias que la población en general.[5]

Las sustancias controladas deben prescribirse sólo si los beneficios superan a los riesgos.[6,7]

Son limitados los datos respecto al beneficio contra el daño.

No existen ensayos de calidad que identifiquen que los opioides son superiores a los antiinflamatorios no esteroideos (AINE) para el dolor crónico o no canceroso.[8]

El uso selectivo de opioides se recomienda para el dolor agudo.[8]

Determine el patrón actual de uso del paciente, prescripciones recientes de sustancias controladas y la disponibilidad/acceso a éstas (cualquier dosificación sobrante).

Si es posible, intente una confirmación de una tercera parte respecto al patrón de uso del paciente para verificar su acceso o falta del mismo a prescripciones que el paciente dice tener o no tener (en muchas partes se permite el acceso a una base de datos centralizada).

■ MANEJO

Identifique la causa del dolor e instituya un tratamiento específico.

Los AINE son los agentes de primera línea para el dolor agudo leve a moderado.[9]

Se recomienda cautela al prescribir sustancias controladas, debido al aumento del mal uso y el desvío.[9]

Limítese a la dosis efectiva más baja.

Limite las unidades de dosificación y el número de prescripciones al prescribir opiáceos.[10]

Más unidades de dosificación y prescripciones repetidas (repuesto) aumentan el riesgo de sobredosis.[10]

En muchas partes hay bases de datos de sustancias controladas que deben consultarse antes de la prescripción.

Desarrolle políticas para abordar el desvío si parece que el paciente intenta obtener sustancias controladas por medios engañosos.

El desvío de fármacos es un delito con muchas víctimas.[11]

□ GENERAL

El ácido acetilsalicílico (AAS), el subsalicilato de bismuto, los analgésicos, el aceite de gaulteria y los antiácidos efervescentes contienen salicilatos.[1]

La toxicidad causa disfunción plaquetaria, náusea y vómito, hiperventilación, alcalosis respiratoria y, de manera eventual, acidosis metabólica.[2]

Las concentraciones máximas son > 4-6 horas en la sobredosis.

■ EVALUACIÓN

Síntomas: acúfenos, náusea, vómito, diaforesis, letargo, agitación y, en casos graves, hiperpirexia, convulsiones y coma[3]

Exploración: taquipnea, taquicardia, hipertermia, confusión, vértigo, diarrea, vómito
Los síntomas no se correlacionan con el nivel de toxicidad.[4]

Concentración sérica de salicilatos:

Puede ocurrir toxicidad fatal después de la ingesta de 10-30 g en los adultos o 3 g en los niños.[4]

Rango terapéutico: 10-30 mg/dL

Síntomas de intoxicación: 40-50 mg/dL

Mida c/2 horas hasta que observe que la concentración sérica sea < 40 mg/dL y el paciente esté asintomático.

QS:

Creatinina, conforme AAS se excreta de manera renal.

Potasio: si hay hipopotasemia debe tratarse de forma agresiva, porque esto interfiere con la alcalinización.

BH (puede haber coagulopatía)

Lactato sérico (puede elevarse en la intoxicación grave)

Monitorice con atención a la elevación de la brecha aniónica y acidosis metabólica.[3]

QS—GA—pH urinario

Concentración sérica de paracetamol para evaluar la co-ingesta.

■ MANEJO

Asintomático con ingesta conocida < 125 mg/kg: puede dar el alta.[4]

Vía aérea—ingestas sintomáticas:

Evite la intubación a menos que haya una clara insuficiencia respiratoria (es decir, hipoventilación).[5]

La FR alta y la ventilación por minuto son difíciles de replicar en un respirador.

Si el paciente está intubado por hipoventilación, los ajustes del respirador deben imitar el ritmo respiratorio previo a la intubación.[5]

Evite la sedación profunda, el bloqueo neuromuscular prolongado y monitorice la auto-PEEP (presión positiva al final de la espiración).[5]

Reanimación con líquidos i.v. a menos que haya edema pulmonar o cerebral.[6]

El carbón activado (CA) absorbe bien el AAS.[7]

Administrar a pacientes que se encuentren alerta y colaboradores, y que pueden controlar la vía aérea.

Ingesta < 1 hora de duración

Administre CA, 1 g/kg v.o. (niños)

Administre CA, 50 g v.o. (adultos)

Alcalinización (orina/suero)[8]

Bicarbonato de sodio, 1-2 mEq/kg i.v.

Seguido por infusión de bicarbonato de sodio, 100-150 mEq en 1 L de solución salina normal.

Solución glucosa al 5%, añada 30-40 mEq/L de cloruro de potasio (KCL) para prevenir la hipopotasemia.

Ajuste de manera gradual hasta un pH urinario de 7.5-8.

Corrija o prevenga la hipopotasemia para mantener la efectividad.

La alcalemia no es una contraindicación para el tratamiento con bicarbonato de sodio.

Administre glucosa en pacientes con estado mental alterado, sin importar la concentración de glucosa sérica.[9]

Dextrosa i.v. si el paciente no puede comer; D50 o añada a cada litro de líquido para mantener alta la glucosa basal, debido a que la toxicidad de ASA puede disminuir las concentraciones cerebrales de glucosa.[9]

Considere hemodiálisis en casos graves (como estado mental alterado, edema cerebral o pulmonar, lesión renal, acidemia grave).[10] Solicite a la brevedad interconsulta con nefrología, así como con un centro de control de intoxicaciones.

☐ GENERAL

Reacción sistémica a la infección, que puede llevar a disfunción orgánica[1]

Las definiciones de evolución no son diagnósticas, porque no hay directrices claras que vinculen de modo causal la presencia de infección con la sepsis.[2]

Factores de riesgo para el shock séptico:[3]

Admisión a unidad de cuidados intensivos (UCI) (50% cursa con infección nosocomial).[4]

Bacteriemia (95% de los hemocultivos positivos en un estudio estuvo relacionado con sepsis)[5]

Edad > 65 años

Inmunosupresión y comorbilidades

DM—cáncer—neumonía—insuficiencia renal

Hospitalización previa en los últimos 90 días

Un porcentaje significativo de pacientes sépticos (289 de 3 563) definidos por hemocultivo no cursó con fiebre (33%) y tuvo un conteo de linfocitos normal (52%); 17% fue afebril con linfocitos normales, aunque la bandemia es una medida útil presente en 80% de pacientes con hemocultivos positivos.[6]

▓ EVALUACIÓN

Los síntomas son variables y no específicos:[7]

Fiebre (o hipotermia), hipotensión, taquicardia, leucocitosis y disfunción orgánica, como estado mental alterado u oliguria (busque fuentes infecciosas)

Evaluación secuencial de insuficiencia orgánica (SOFA):[8]

Pulmón

PaO_2/FIO_2 > 400	(0 puntos)
301-400	(1 punto)
< 300	(2 puntos)
101-200 con soporte respiratorio	(3 puntos)
< 100 con soporte respiratorio	(4 puntos)

Plaquetas

> 150 × 10³/mm³	0 puntos
101-150	1 punto
51-100	2 puntos
21-50	3 puntos
< 20 × 10³/mm³	4 puntos

Bilirrubinas

< 1.2 mg/dL (20 mcmol/L)	0 puntos
1.2-1.9 mg/dL (20-32 mcmol/L)	1 punto
2-5.9 mg/dL (33-101 mcmol/L)	2 puntos
6-11.9 mg/dL (102-204 mcmol/L)	3 puntos
> 12 mg/dL (> 204 mcmol/L)	4 puntos

PA

Sin hipotensión	0 puntos
PAM < 70 mm Hg	1 punto
Con dopamina <= 5 mcg/kg/min o cualquier dobutamina	2 puntos
Con dopamina > 5 mcg/kg/min, adrenalina ≤ 0.1 mcg/kg/min o noradrenalina ≤ 0.1 mcg/kg/min	3 puntos
Con dopamina > 15 mcg/kg/min o adrenalina > 0.1 mcg/kg/min o noradrenalina > 0.1 mcg/kg/min	4 puntos

Escala de Coma de Glasgow

15	0 puntos
13-14	1 punto
10-12	2 puntos
6-9	3 puntos
< 6	4 puntos

Función renal

Creatinina < 1.2 mg/dL (110 mcmol/L)	0 puntos
1.2-1.9 mg/dL (110-170 mcmol/L)	1 punto
2-3.4 mg/dL (171-299 mcmol/L)	2 puntos
3.5-4.9 mg/dL (300-440 mcmol/L)	3 puntos
> 5 mg/dL (440 mcmol) o salida urinaria < 200 mL/d	4 puntos

Puntuación

0-6	< 10% tasa de mortalidad
7-9	15-20%
10-12	40-50%
13-14	50-60%
15	> 80%
15-24	> 90%

La escala SOFA[a]

Sistema orgánico Medida	SOFA				
	0	1	2	3	4
Respiración PaO$_2$/FiO$_2$, mm Hg	Normal	< 400	< 300	< 200 (con apoyo respiratorio)	< 100 (con apoyo respiratorio)
Coagulación Plaquetas × 10³/mm³	Normal	< 150	< 100	< 50	< 20
Hígado Bilirrubina, mg/dL (µmol/L)	Normal	1.2–1.9 (20–32)	2.0–5.9 (33–101)	6.0–11.9 (102–204)	> 12.0 (< 204)
Cardiovascular Hipotensión	Normal	PAM < 70 mm Hg	Dopamina < 5 o dobutamina (cualquier dosis)[b]	Dopamina > 5 o adrenalina < 0.1 o noradrenalina < 0.1	Dopamina > 15 o adrenalina > 0.1 o noradrenalina > 0.1
Sistema nervioso central: Escala de Coma de Glasgow	Normal	13–14	10–12	6–9	< 6
Renal Creatinina, mg/dL (µmol/L) o gasto urinario	Normal	1.2–1.9 (110–170)	2.0–3.4 (171–299)	3.5–4.9 (300–440) o < 500 mL/d	> 5.0 (> 440) o < 200 mL/d

[a] Agentes adrenérgicos administrados durante al menos 1 hora (las dosis están en mcg/kg/min).
Fuente: Vincent JL, Moreno R, Takala J, et al. The SOFA (Sepsis- related Organ Failure Assessment) score to describe organ dysfunction/failure. On behalf of the working group on sepsis- related problems of the European Society of Intensive Care Medicine. *Intensive Care Med.* Julio 1996;22(7):707– 710.

BH—QS—lactato sérico serial-GA (en hipoxia)—tiempos de coagulación—amilasa/
  lipasa-EGO y urocultivo—cultivo de esputo (tos)—hemocultivos (2 conjuntos);
  obtenga los cultivos periféricos y de cualquier vía interna—procalcitonina y PCR.[9]
Pruebas de imagen en el sitio específico para identificar una infección sospechada (p. ej.,
  radiografía de tórax para la neumonía sospechada).
Escala SOFA

■ MANEJO

Evalúe y trate el shock séptico si está presente.
  Corrija la hipoxemia: establezca acceso i.v. (líquidos/antimicrobianos).
Inicie la reanimación con líquidos: > 30 mL/kg durante las primeras 3 horas (2 L para 68
  kg en adultos).[9]
  La evidencia de edema pulmonar puede ser una excepción para la infusión rápida de
    líquidos.
Inicie antibióticos de amplio espectro o dirigidos a la causa infecciosa probable dentro
  de la primera hora.
  Piperacilina-tazobactam
  Carbapenem
  Vancomicina (sospecha de SARM)[10]
Considere una terapia de combinación con 2 tipos de fármacos diferentes.
Considere vasopresores (noradrenalina).[11]
  Puede usar dopamina con bajo riesgo de taquiarritmia.
  Vasopresina es una opción para la sepsis menos grave.
Considere dobutamina (hasta 20 mcg/kg/min) si hay disfunción miocárdica o
  hipoperfusión persistente.[12]
  Puede usarse con otros vasopresores.
  También apropiada para quienes no están en shock séptico (disminuye el gasto
    cardiaco pero mantiene la PAM).
Coloque la vía central tan pronto como sea viable o esté indicado.
Infusión de concentrados eritrocitarios si Hgb < 7
  Puede requerirse una transfusión temprana para signos de hipoperfusión tisular,
    hipoxemia grave, infarto al miocardio o cardiopatía isquémica.[7]
Medidas de control del origen de la infección (retire catéteres infectados, abscesos de
  E/I).
Los corticosteroides (200 mg/d) se sugieren sólo cuando la hipotensión no responde
  bien a los líquidos y vasopresores.[9]

☐ GENERAL

El estreptococo grupo A SGA es la etiología primaria.

Causas tratables poco frecuentes: gonocócico, *H. influenzae* tipo B, difteria[1]

Las vacunaciones han disminuido los casos de difteria en Estados Unidos; en la década pasada se reportaron < 5 casos en ese país.[2]

El virus del Epstein-Barr (VEB) es un notable origen no bacteriano que causa mononucleosis.[3]

Metas del tratamiento: disminuir los síntomas si comenzaron < 2 días de la enfermedad, reducir las complicaciones (abscesos), reducir la incidencia de fiebre reumática, glomerulonefritis y la transmisión por contactos cercanos

■ EVALUACIÓN

Escala Centor para adultos (modifique en +1 si < 15 años de edad: −1 si > 45 años).[4,5]

1. Antecedentes de fiebre
2. Exudado amigdalino
3. Linfadenopatía cervical anterior con dolor a la palpación
4. Ausencia de tos

Todos los criterios = tratamiento empírico (nota: la penicilina es más barata que las pruebas)

3 criterios = tratamiento empírico o prueba de antígeno rápida más tratamiento sólo si la prueba es positiva

2 criterios = prueba de antígeno rápida–tratamiento sólo si es positiva–*o* no hacer prueba–no dar tratamiento

1 criterio = no hacer prueba–no dar tratamiento

Hallazgos sugestivos

Petequias palatinas o exantema escarlatiniforme:	Considere estreptococos
Exposición a estreptococos las 2 semanas pasadas o duración < 3 días:	Considere estreptococos
Cefalea, cuello rígido, exantema petequial:	Considere meningitis
Voz de "papa caliente", síntomas súbitos graves, trismus:	Considere absceso periamigdalino
Linfadenopatía cervical posterior o paciente adolescente:	Considere mononucleosis
Induración submandibular "de madera":	Considere angina de Ludwig
Úvula roja e inflamada (puede asociarse con SGA):	Considere uvulitis

■ MANEJO

Penicilina VK, 250 mg v.o. 4 veces al día o 500 mg 2 veces al día durante 10 días para adultos

250 mg 2 o 3 veces al día para los niños

Penicilina G benzatina, 1.2 millones de unidades i.m. una vez (600 000 si pesa < 27 kg).

Amoxicilina, 50 mg/kg/d v.o. (máximo 1 000 mg) o 25 mg/kg (máximo 500 mg) 2 veces al día × 10 días.

Si hay alergia a la penicilina:

Cefalexina, 20 mg/kg v.o. 2 veces al día (máximo 500 mg)

Clindamicina, 7 mg/kg/ v.o. 3 veces al día (máximo 300 mg): también se usa para el SGA recurrente.[6]

Azitromicina, 12 mg/kg v.o. una vez al día (máximo 500 mg) durante 5 días.

Eritromicina, 40 mg/kg/ v.o. al día en 2-4 dosis (400 mg 4 veces al día para adultos)

AINE/paracetamol

Dexametasona, 0.6 mg/kg i.v./i.m. (máximo 10 mg) una vez para el alivio de los síntomas

No recomendada por la *Infectious Disease Society*

Sin embargo, ha sido estudiada de manera favorable en la literatura de la medicina de emergencias, incluido el *Cochrane Review*.[7-10]

Informar a los pacientes que se sentirán mejor a las 24 horas aumenta la tasa de cura subjetiva.[11]

Enjuagar o cambiar el cepillo de dientes puede reducir las tasas de fracaso.[12]

No se recomienda la profilaxis rutinaria para los miembros de la familia, a menos que haya antecedentes de fiebre reumática.[13,14]

□ GENERAL

Trombosis e inflamación en una vena superficial que se aprecia caliente, dolorosa, eritematosa y dolorosa a la palpación, con una cuerda palpable, por lo general en las extremidades inferiores, pero puede ocurrir en cualquier parte. Una proporción significativa de pacientes también cursa con trombosis venosa profunda (TVP), embolia pulmonar (EP) o puede desarrollar complicaciones.

Sospeche una trombosis de la vena superficial (TVS) si hay inflamación a lo largo de la vena superficial, venas varicosas, traumatismo reciente, inmovilización, embarazo, neoplasias malignas o estado de hipercoagulabilidad. Considere la posibilidad de TVP o EP.

Más común en la extremidad izquierda. Puede ocurrir en sitios de punción.

Factores de riesgo: venas varicosas, personas > 60 años, inmovilización, obesidad, embarazo, infusión i.v., disfunción endotelial, cáncer, antecedentes de trombosis o trombofilia[1]

El ultrasonido dúplex permite distinguir entre flebitis y tromboflebitis, al diferenciar la presencia de un coágulo.

El riesgo de infarto al miocardio (IM), enfermedad vascular cerebral (EVC) y muerte puede aumentar después del diagnóstico de TVS.

No está claro si la TVS de la extremidad inferior aumenta el riesgo de eventos trombóticos como TVP o EP.[2]

■ EVALUACIÓN

Ultrasonido para confirmar TVS y valorar para TVP[3]

Realice si el resultado del estudio cambiará el manejo.[4]

El involucramiento de la vena safena requiere ultrasonido.[5,6]

Puede haber TVP en conjunción con TVS.

La TVS cercana al sistema venoso profundo tiene una alta prevalencia de concomitancia con TVP proximal.[7]

La flebitis no complicada que no afecta el área de la vena safena en ausencia de otros factores de riesgo de TVP puede no requerir ultrasonido (US).[5,6]

Realice el US si ocurre flebitis en la extremidad inferior con un catéter central (ingle), para descartar TVP.[7]

Dímero D tiene baja sensibilidad para TVS, ya que la carga trombótica es menor que la de TVP.

BH, hemocultivos para la flebitis supurativa

Las pruebas selectivas para hipercoagulabilidad en un solo episodio no son costo efectivas, por su bajo rendimiento pero deben considerarse en episodios recurrentes, en especial para pacientes sometidos a valoración por neoplasias malignas.[8]

■ MANEJO

El tratamiento es sintomático y para prevenir el tromboembolismo venoso (la TVS aumenta el riesgo de tromboembolismo).[9]

La TVS no complicada (trombo < 5 cm, lejos de la vena safena, sin factores de riesgo médicos) requiere tratamiento sintomático y de apoyo.[10,11]

Elevar la pierna izquierda: medias de compresión/soporte

Compresas (calientes o frías): deambulación y administración de AINE

El tratamiento antimicrobiano no se indica a menos que el paciente esté infectado.

Trate la TVP si está presente.

En ausencia de TVP, pero si el trombo está a 3 cm de la unión safeno femoral, o si el trombo es > 5 cm, considérela como equivalente a TVP.[10-12]

Anticoagulantes sistémicos durante 45 días si:[10-12]

La TVS de la extremidad inferior tiene un largo > 5 cm; la recomendación es una dosis profiláctica de fondaparinux o heparina de bajo peso molecular (HBPM) durante 45 días en pacientes sin anticoagulantes.

La TVS a 3 cm de la unión safeno femoral debe considerarse para anticoagulación.

La anticoagulación no suele usarse para tratar la TVS asociada con infusiones i.v.[13,14]

No existen estudios aleatorizados de control que guíen el manejo de la trombosis superficial de la extremidad superior.[13-15]

☐ GENERAL

La mayoría de los casos tiene una etiología desconocida.[1]

Las etiologías cardiacas y desconocidas aumentan el riesgo de muerte. El síncope vasovagal suele tener un pronóstico benigno.[1]

Se define como una pérdida del estado de alerta asociada con una deficiencia en la perfusión cerebral global de nutrientes y que tiene resolución espontánea (pérdida de conocimiento transitoria [PCT]).[2]

Categorías generales	Neuralmente mediado (vasovagal)
	Ortostático (autónomo)
	Cardiaco (arritmia)

El síncope puede distinguirse de otras causas de PCT debido a su fisiopatología. Otras afecciones de PCT incluyen: convulsiones, intoxicaciones y trauma de cráneo.

La historia clínica, la exploración física y el ECG son las evaluaciones centrales.[3]

Las pruebas neurológicas rara vez agregan valor, a menos que haya síntomas neurológicos.[3]

La enfermedad cardiaca sospechada o el síncope durante el ejercicio son factores de alto riesgo y necesitan una batería de estudios cardiacos.[3]

El síncope en adultos mayores con frecuencia es por polifarmacia o fisiológico.[3]

La micción y la defecación son etiologías comunes en los adultos mayores.

Se indica ingresar al paciente ante la sospecha de etiología cardiaca (ECG anormal, enfermedad cardiaca, dolor torácico, arritmia, edad > 70 años) o síntomas neurológicos.[3]

▣ EVALUACIÓN

Determine si es un síncope verdadero y las posibles etiologías a través de una historia clínica y exploración física detalladas,[4] además de ECG como las principales evaluaciones.[4]

Si se determina la etiología, considere tratamiento para la etiología y valoración de riesgo.

Si la etiología es desconocida, considere hacer más pruebas y valoración de riesgo.

Las pruebas de rutina tienen bajo rendimiento, a menos que exista la sospecha de padecimientos concomitantes.[4,5]

ECG, monitorización del intervalo QT y cambios en los SV en ortostatismo son las pruebas mínimas.[5]

El síncope neuralmente mediado (ortostático) no requiere más estudios.[4,5]

Los estudios adicionales deben dirigirse según la sospecha de la etiología.[4,5]

BH

QS, glucosa

Enzimas cardiacas

Gonadotrofina coriónica humana (HCG) en mujeres

El monitor Holter puede ser útil para los episodios frecuentes.

Ecocardiografía si hay sospecha de enfermedad estructural[4]

No se recomiendan los estudios neurológicos (TC y RM) en ausencia de trauma de cráneo o hallazgos neurológicos.[4,6]

La prueba de inclinación puede ayudar si se sospecha una etiología postural o refleja.[7]

Regla del síncope de San Francisco (CHESS 5 RF). Alta sensibilidad de pronóstico grave a 7 días (1 o más = ingrese al paciente).[8]

Antecedentes de insuficiencia cardiaca congestiva

Hematocrito < 30%

ECG anormal (cualquier foco ectópico o nuevos cambios)

Disnea

PA sistólica < 90 mm Hg

Escala diagnóstica predictiva[9]

Palpitaciones precediendo al síncope	+4
Enfermedad cardiaca, ECG anormal o ambos	+3
Síncope durante el ejercicio	+3
Factores precipitantes (miedo, dolor, emoción, ortostasis)	−1
Pródromos autónomos (náusea y vómito)	−1

Riesgo de causas cardiacas

< 3 puntos =	2%
3 puntos =	13%
4 puntos =	33%
> 4 puntos =	77%

■ MANEJO

Consideraciones diferenciales

<u>Cardiacas</u>: disritmia, enfermedad cardiaca valvular, disección aórtica, estenosis subaórtica hipertrófica idiopática (ESHI), síndrome de robo, estenosis carotídea, insuficiencia vertebrobasilar

<u>Neurocardiogénicas</u>: tos, defecación, micción, sensibilidad del seno carotídeo

<u>Neurológicas</u>: convulsión, isquemia cerebral transitoria (ICT)/EVC, migraña

<u>Ortostáticas</u>: hipovolemia, sangrado GI, embarazo ectópico, calor

<u>Otras</u>: hipoglucemia, hipoxia, anemia, psicogénica

Ingrese al paciente si: rasgos de alto riesgo: cualquier etiología subyacente grave y sospechosa o una etiología no clara de riesgo intermedio.[4]

Considere edad avanzada, antecedentes cardiacos y reglas de San Francisco.[4]

Ingrese de forma específica a los mayores de 60 años.

Vasovagal: (náusea/vómito, defecación, micción, postural, dolor, psicogénico) si < 60 años, puede ser despachado a casa.[4]

☐ GENERAL

Puede ocurrir a cualquier edad; la más común es 12-18 años y es una emergencia urológica.[1,2]

La torsión es menos común que la epididimitis, que es la etiología más frecuente de dolor escrotal.[3]

Cursa con inicio abrupto de dolor grave, y náusea y vómito tienen un valor predictivo positivo.[4]

El escroto puede estar edematoso, eritematoso, doloroso a la palpación, con un testículo más arriba de lo que se espera, y ausencia de reflejo cremasteriano.[5]

La torsión intermitente puede causar intervalos en los que no hay dolor.

Tasas de recuperación para la destorsión:[6]

Por lo regular, hay una ventana de 4-8 horas antes de que ocurra la isquemia permanente:

< 6 horas: tasa de salvamento 90-100%

< 12 horas: tasa de salvamento 50%

> 24 horas: tasa de salvamento < 10%

▓ EVALUACIÓN

Ultrasonido Doppler color si se sospecha torsión[7]

Excluya otras causas: epididimitis, orquitis, gangrena de Fournier.[6]

Examen general de orina (a menudo normal en la torsión)[8]

El reflejo cremastérico está ausente en la torsión.[5]

La elevación del escroto puede aliviar el dolor de la epididimitis; puede agravar o no tener efecto en el dolor por torsión.

▓ MANEJO

Consulte a urología para tratamiento quirúrgico inmediato.[6]

La destorsión manual se reserva para circunstancias extenuantes, si la atención está a > 2 horas de distancia.[9,10]

El libro abierto es la técnica clásica, aunque un tercio rota lateralmente.[10]

Torsión del apéndice testicular (signo del punto azul):[11]

Analgésicos, reposo en cama, soporte escrotal = se resuelve en 5-10 días.

Epididimitis:[12]

Ceftriaxona, 250 mg i.m. y doxiciclina, 100 mg v.o. 2 veces al día × 10 días para edad < 35 años con riesgo de ETS, analgésicos, reposo en cama, elevación/soporte escrotal

Levofloxacino, 500 mg v.o. 2 veces al día × 10 días para edad > 35 años con bajo riesgo de ETS

Nota: consulte a urología incluso con un ultrasonido negativo, debido a la posibilidad de torsión inminente.

☐ GENERAL

La presencia de sangrado vaginal no predice el aborto espontáneo, porque el sangrado
es común en el primer trimestre (20-40%).[1]

El aborto es la complicación más común del embarazo temprano.

El descenso de tejido fetal suele acompañarse de cólicos.

Los coágulos pueden confundirse con tejido.

■ EVALUACIÓN

Determine la fecha de la última menstruación (FUM) para definir la edad gestacional.

Examen pélvico para confirmar la fuente del sangrado, el volumen, los productos de la
concepción, y valore la dilatación cervical.

El ultrasonido pélvico es la principal herramienta diagnóstica (también ayuda a excluir
el embarazo ectópico).

Se puede detectar la actividad cardiaca fetal a las 5.5 a 6 semanas.[2]

Pruebas de laboratorio:

Gonadotrofina coriónica humana (GCH) sérica

Grupo sanguíneo y Rh

Las pacientes Rh negativas con sangrado que incluye pequeñas pérdidas de sangre
deben recibir inmunoglobulina anti-D (300 mcg i.m.).[3]

BH si hay pérdida significativa de sangre.

Aborto inevitable: cérvix dilatado con visualización de productos de la concepción (PC)
en el orificio interno

Aborto incompleto: cérvix dilatado con visualización de PC dentro del canal

Aborto pasado por alto: aborto espontáneo con un cérvix cerrado

■ MANEJO

El aborto inevitable, el incompleto y el pasado por alto pueden manejarse de forma
quirúrgica o con evacuación médica.

No hay un manejo específico para mantener el embarazo en una amenaza de aborto.[4]

Se recomienda reposo en cama, pero no hay evidencia que sustente su valor.

Asegúrese de que no hay otras fuentes de sangrado, incluido el embarazo ectópico.

Siga con pruebas seriales de GCH (48 horas) y US la siguiente semana.[4]

El nivel sérico de GCH es detectable alrededor de 11 días después de la concepción (en
orina de 12-14 días).

Los niveles de GCH suelen duplicarse cada 48-72 horas, y después presentan
declinación y meseta a las 8-11 semanas.

☐ GENERAL

La tirotoxicosis es rara y potencialmente letal.[1]

Fiebre alta (> 40 °C), taquicardia, agitación o confusión, diaforesis, náusea, vómito, disnea

Síntomas exagerados de hipertiroidismo

Suele ser precipitada por un evento: infección, parto, traumatismo, fármacos, cirugía.

■ EVALUACIÓN

Diagnóstico: síntomas graves (fiebre, taquicardia, estado mental alterado) con evidencia de hipertiroidismo

Más común en las mujeres. Puede debutar con dolor torácico atípico y diferentes arritmias.

T4 y/o T3 libres elevadas, con supresión de la TSH

No hay criterios universales (Burch y Wartofsky introdujeron una escala de criterios en 1993).[2]

TSH:

Si la TSH está por debajo de lo normal, mida T3 y T4.

Otras pruebas dirigidas a determinar las causas subyacentes

■ MANEJO

Admisión a la unidad de cuidados intensivos:

Las tasas de mortalidad llegan hasta 25%.[3]

Enfoques de tratamiento basados en estudios de casos[4]

Líquidos i.v. para reanimación con volumen

Propiltiouracilo (PTU), dosis de carga de 500-1 000 mg v.o. o i.v., después 250 mg c/4 horas

Administre yodo al menos 1 hora antes de la primera dosis del agente antitiroideo para bloquear la liberación de la hormona tiroidea.

Yoduro de potasio, 5 gotas c/6 horas o solución de Lugol, 10 gotas v.o.

Puede considerar litio, 300 mg v.o., si el yodo está contraindicado.

Se prefiere PTU, aunque otra opción es metimazol, 20 mg v.o. Tanto PTU como metimazol disminuyen la producción central de hormona tiroidea, pero PTU inhibe también la conversión periférica de T4 a T3. Sin embargo, metimazol tiene una acción más prolongada.

Propanolol, 60-80 mg v.o. c/4 horas (considere 0.5-1 mg con i.v. lento, después 1-2 mg i.v. c/15 minutos ajustando al ritmo cardiaco)

Dexametasona, 2 mg i.v. o hidrocortisona, 300 mg i.v. de carga, después 100 mg i.v. c/8 horas

Colestiramina, 4 g v.o. 4 veces al día puede prevenir el reciclado de la hormona tiroidea.

Considere diuréticos si se presenta insuficiencia cardiaca congestiva.

Paracetamol para la fiebre; evite los salicilatos, que pueden elevar la concentración sérica de la hormona.

☐ **GENERAL**

La presentación clínica va de asintomático a críticamente enfermo, lo que depende de la sustancia ingerida.

Debe considerarse la ingesta oculta en presentaciones inexplicables de enfermedad grave.[1]

El grupo de más alto riesgo es el de 1-4 años de edad o antecedentes de ingesta previa.[2]

El grupo de < 6 años representa 81% de visitas al servicio de urgencias por sobredosis de fármacos.[3]

Las fatalidades son más frecuentes con analgésicos y antihistamínicos, seguidos por medicamentos sedantes, hipnóticos y antipsicóticos.[3]

■ **EVALUACIÓN**

Estabilice al paciente.[4]

Intente identificar la sustancia ingerida, la cantidad y el tiempo.[4]

Edad 1.5-4.5 años: volumen de "boca llena" = 9.3 mL (rango de 3.5-29 mL)[5]

Los niños pequeños suelen ingerir un solo agente.[5]

Oximetría de pulso

Glucosa capilar

Nivel de carboxihemoglobina si se sospecha envenenamiento por monóxido de carbono (CO)

La oximetría de pulso no refleja con precisión los envenenamientos por CO.

Pruebas de laboratorio:

Glucosa capilar con glucómetro

Gasometría arterial si es necesario

Química de 7 elementos y pruebas de funcionamiento hepático

Concentraciones séricas de paracetamol/salicilato

Examen general de orina (EGO) (rabdomiólisis con mioglobinuria)

La orina también ayuda en la ingesta de etilenglicol: en ocasiones se aprecian cristales de oxalato de Ca^{++}.

Etilenglicol (anticongelante) puede revelar fluorescencia en el examen de orina con lámpara de Wood.[6]

ECG

Pruebas selectivas de toxicología

Gonadotrofina coriónica humana (GCH) para mujeres en edad reproductiva

Imágenes radiológicas para exposiciones por inhalación (radiografía de tórax para inhalación/abdominal, series para ingestas radio opacas)

La TC tiene poca utilidad en la evaluación del envenenamiento, pero la TC de cráneo puede ser útil para complicaciones como hemorragia IC o edema/lesión cerebral.

La sangre de color chocolate sugiere metahemoglobinemia causada por diversos agentes; pregunte acerca de anestésicos/lidocaína o nitratos, etc.[7]

Es razonable preservar muestras de sangre, orina, vómito y contenido gástrico para análisis adicionales.[8]

■ MANEJO

Consulte a un centro de control de intoxicaciones.

Estabilice y proporcione atención de apoyo.[4]

Descontaminación—terapia con antídoto dirigido por un agente causal y mejora de la eliminación[9]

Atención de apoyo, prevención de la absorción y administración de antídoto/facilitar la eliminación, como sea apropiado.[4]

Proteja la vía aérea.

La hipoxemia y la hipoglucemia son causas comunes de estado mental alterado en las sobredosis.[10]

Se favorece la administración empírica de soluciones de dextrosa hipertónica (D10, D5NS) y tiamina.[10]

La naloxona está indicada cuando hay evidencia de ingesta de opioides.[10]

Flumazenil es mejor para revertir la sedación consciente terapéutica e ingestas selectas de benzodiacepina; puede causar convulsiones en ciertos pacientes que han tomado benzodiacepinas por un periodo prolongado.[10]

Líquidos i.v. para el manejo de la hipotensión.

Vasopresores si son necesarios.[11]

Los pacientes agitados con hipertensión pueden tratarse con benzodiacepinas.[12]

No se recomienda el uso de β-bloqueadores solos en la toxicidad por cocaína; use benzodiacepinas.[12]

Puede requerirse tratamiento adicional con haloperidol.[13]

El tratamiento inicial de las convulsiones es con benzodiacepinas.[14]

Los barbitúricos son un tratamiento de segunda línea.[14]

La fenitoína no se indica en la mayoría de los envenenamientos, excepto por agentes estabilizadores de las membranas neuronales (propranolol).[14]

Fenitoína es potencialmente dañina en la sobredosis de teofilina.[14]

Descontaminación:

No existe evidencia de que el carbón activado mejore el pronóstico clínico.[15]

Administre carbón activado sólo en pacientes con vía aérea protegida y típicamente < 1 hora desde la ingesta.[15]

Edad hasta 1 año: 10-25 g o 0.5-1 g/kg

Edad 1-2 años: 25-50 g o 0.5-1 g/kg (máximo 50 g)

Adultos: 25-100 g (50 g es la dosis adulta usual)

El sorbitol no se recomienda para los niños.

No se recomienda el lavado gástrico, a menos que sea indicado por Control de intoxicaciones.[16]

Los antídotos, si están garantizados para ingestas específicas.[17]

Eliminación mejorada, si está garantizada para ingestas específicas.

Pocos estudios han examinado si forzar la eliminación mejora el pronóstico.

Multidosis de carbón activado—alcalinización urinaria—diálisis—hemofiltración—exanguinotransfusión

Tiamina para prevenir la encefalopatía de Wernicke[18]

Dextrosa (25 g para adultos) para la hipoglucemia[18]

Naloxona para la sobredosis de opioides[18]

Disposición:[19]

La observación (por lo general 6 horas) hasta que el paciente esté asintomático es adecuada sólo para la toxicidad ligera.

Todas las ingestas intencionales requieren evaluación psiquiátrica.

Considere la capacidad de los cuidadores para vigilar al paciente en casa o su potencial de descuido.[19]

Ingrese a pacientes con ingestas graves o de fármacos con efectos retardados.

Ejemplos: paracetamol, hongos, alcoholes tóxicos, fármacos de liberación sostenida, hipoglucemiantes orales, warfarina y fluoruro)

La presencia de cualquiera de los 8 criterios predice un curso complicado que se manejará mejor en la unidad de cuidados intensivos:[20]

$PaCO_2$ > 45 mm Hg

Intubación

Convulsiones posteriores a la ingesta

Ritmo cardiaco no sinusal

Bloqueo AV de segundo o tercer grado

PA sistólica < 80 mm Hg

Duración de QRS ≥ 0.12 segundos

Mayor riesgo de muerte después de la ingesta:[21]

Depresión respiratoria—hipotensión—arritmia—edad > 61 años—temperatura corporal central anormal—intento de suicidio—no responde a estímulos verbales

☐ GENERAL

Los síntomas provienen sobre todo de una respuesta inmunitaria.

Condiciones que imitan la infección respiratoria superior (IRS): rinitis alérgica, faringitis, influenza, gripe, sinusitis y tos ferina.

Rinorrea, estornudos, obstrucción nasal, goteo posnasal, carraspera, dolor de garganta y tos—causadas por un virus.

Es la enfermedad más frecuente en el mundo occidental.[1]

Resolución espontánea de hasta 10 o más días; la tos puede durar varias semanas.[2]

Los antibióticos son sólo para la faringitis o rinosinusitis estreptocócicas.[2]

Rinosinusitis: síntomas persistentes > 10 días, síntomas graves, fiebre, descarga nasal purulenta, o dolor facial > 3 días o empeoramiento de los síntomas después de que la enfermedad viral estaba mejorando.[2]

No se necesitan pruebas ni antibióticos para la bronquitis, a menos que haya sospecha de neumonía.[2]

El color del esputo (en pacientes con tos y sin enfermedad pulmonar) no implica una guía terapéutica.[3]

El color de la descarga nasal es un predictor débil de etiología viral contra bacteriana.[4]

■ EVALUACIÓN

Exploración física: rinorrea, tos, congestión nasal, dolor de garganta y fiebre de bajo grado[2]

Duración promedio de 7 días

Picos a los 3-4 días

Puede durar > 3 semanas.

Síntomas que sugieren enfermedad grave: dificultad para tragar, cefalea, rigidez del cuello, dolor de garganta > 5 días[5]

Síntomas que sugieren una rinitis no bacteriana: congestión nasal, goteo posnasal, disparo estacional, rinorrea acuosa, estornudos y prurito en ojos y nariz[5]

Síntomas que sugieren una sinusitis bacteriana: síntomas de IRS > 10 días, dolor facial, fiebre y descarga purulenta[5]

Investigue con respecto al riesgo de inmunosupresión o exposición reciente a antibiótico.

Condiciones comórbidas que pueden complicar el curso: edad > 65, antecedentes de fiebre reumática, fracaso reciente de tratamiento, tabaquismo y embarazo.[5]

Los estudios radiológicos no se indican de manera rutinaria.

Radiografía de tórax sólo si se sospecha una patología respiratoria baja.

No se suelen indicar radiografías de los senos.[6]

■ MANEJO

Seguimiento si los síntomas progresan o cambian.

La otitis media aguda es común en los niños después de IRS.[7]

IRS puede desencadenar crisis asmáticas.

En general no se indican antibióticos para la bronquitis ni para la sinusitis.

Paracetamol para la fiebre

Los AINE pueden reducir el dolor.

Los antihistamínicos y los descongestivos de venta libre pueden mejorar los síntomas en pacientes > 6 años.

Evite las formulaciones para resfriado de venta libre en niños < 6 años.[8]

El aire humidificado no ha sido bien estudiado, pero puede ser benéfico.[9]

No se ha encontrado que los esteroides intranasales sean efectivos para aliviar los síntomas de IRS.[10]

☐ GENERAL

Etiologías: obstructiva, infecciosa/inflamatoria, farmacológica y neurológica
La incidencia aumenta con la edad (los hombres en sus 70 tienen 10% de probabilidad; en sus 80, 30%).[1]
La causa obstructiva más común: hipertrofia prostática benigna (HPB) 53% (otras causas obstructivas: 23%)[2]
La causa infecciosa más común: prostatitis aguda (Gram negativo *E. coli, proteus*).[3]

■ EVALUACIÓN

TC/ultrasonido de la vejiga con sonda[1] (la sonda mejora el rendimiento diagnóstico de la TC)[4]
El sondaje vesical es tanto diagnóstico como terapéutico (debe colocarse si el paciente es sintomático).
El hallazgo por ultrasonido de orina residual posvaciamiento se considera significativo; en la literatura varía de 50-300 mL.[1,5]
Es razonable usar sonda vesical si la exploración es fuertemente sugestiva. Ultrasonido si el diagnóstico es menos claro.
Un volumen vesical > 300-400 mL en un paciente incapaz de vaciar sugiere retención, pero los síntomas/antecedentes del paciente son más importantes, porque la exactitud del ultrasonido varía con los hábitos corporales (la vejiga puede ser palpable con > 200 mL).
Examen rectal para evaluación de HPB e impactación fecal
Pruebas de laboratorio: evaluación de la función renal/orina: electrolitos (NUS/creatinina), análisis de orina con cultivo[1]
El antígeno prostático específico (APE) no es útil en un cuadro agudo.[1]
TC abdominal/pelvis ante la sospecha de una masa o neoplasia maligna pélvica[1]
TC de cráneo ante la sospecha de lesión intracraneal (RM se prefiere en la esclerosis múltiple)[1]
RM de columna ante la sospecha de cauda equina, absceso espinal y compresión de la columna vertebral[1]

■ MANEJO

Sonda vesical para el alivio y evaluación del volumen

El volumen > 300-400 mL se drena en 15 minutos.

El volumen de 200-400 mL puede dejar residuales según la presentación clínica.

El volumen < 200 mL: la retención urinaria es menos probable; se deben buscar otras causas de los síntomas.

Una remoción inmediata con un dispositivo de drenaje urinario es apropiada para un volumen < 200 mL.

Una descompresión rápida y completa es adecuada, ya que los estudios muestran que el alivio parcial con pinzas no reduce las complicaciones y de hecho puede aumentar el riesgo de IVU.[6]

No existen directrices consistentes para una descompresión vesical suprapúbica si el sondaje uretral inicial no tiene éxito.

El sondaje uretral está contraindicado en pacientes con cirugía urológica reciente; el catéter suprapúbico suele ser colocado por un urólogo.

No se indica el tratamiento antimicrobiano empírico para una sonda permanente.[7]

Considere un inhibidor de la 5-α-reductasa (finasterida, 5 mg) y un α-bloqueador (tamsulosina, 10 mg) para sospecha de HPB.

Racional para ambos: la próstata es 50% muscular y 50% glandular

Tamulosina afecta el músculo, actúa muy rápido. Finasterida afecta la glándula, trabaja con lentitud: su efecto máximo tarda 6 meses en llegar.[8-10]

Seguimiento con urología en 7-10 días

Los estudios sobre la duración de la colocación de la sonda vesical arrojan hallazgos contradictorios; el mejor éxito es ~7 días.[11]

Los diagnósticos que requieren hospitalización incluyen sepsis, neoplasia maligna, obstrucción, mielopatía o insuficiencia renal aguda.[12]

TIPOS DE VENTILADOR

☐ GENERAL

CPAP (presión positiva continua en la vía aérea)

    Aumenta la oxigenación y disminuye el esfuerzo respiratorio.

    Aumenta la presión intratorácica, lo que disminuye la precarga y la carga de trabajo cardiaca.

    Útil en la insuficiencia cardiaca congestiva (ICC) y la apnea del sueño

    No tiene soporte ventilatorio.

BiPAP (presión positiva de dos niveles en la vía aérea)

    Diferencias de presión: inspiratoria y espiratoria

    Proporciona soporte ventilatorio.

    Útil en la exacerbación de EPOC, IC y neumonía

La prueba con BiPAP es razonable si no se requiere intubación de emergencia y el problema suele responder a BiPAP.[1,2]

BiPAP a menudo se subutiliza, en especial en casos de edema pulmonar e hipercapnia.

    pH < 7.30

    $PACO_2$ > 45 mm Hg

    Edema pulmonar derivado de una etiología cardiaca

    Hipoxemia debida a insuficiencia respiratoria

    Exacerbación de EPOC con hipercapnia

■ EVALUACIÓN

La necesidad de una intubación de emergencia es una contraindicación absoluta.

Contraindicaciones:[3]

    Paro cardiaco

    El paciente no puede proteger la vía aérea.

    Insuficiencia orgánica que amenaza la vida (no respiratoria)

    Deterioro grave del estado de alerta

    Alto riesgo de broncoaspiración

    Deformidad facial

    Se anticipa una ventilación prolongada

    Anastomosis esofágica reciente

■ MANEJO

Comience con un ajuste bajo en el BiPAP—aumente de modo gradual para aliviar los síntomas—complemente con oxígeno para mantener la saturación > 90%.

Terapia respiratoria para ajustar

Establezca FiO_2 21-50% a la SaO_2 deseada (usual: 88% para retenedores conocidos de PCO_2: > 90% para todos los demás).

Presión inspiratoria: 8-12 cm H_2O (p. ej., comience IPAP @10) máximo 20

Presión espiratoria: 3-5 cm H_2O (p. ej., comience EPAP @4) máximo 10

Si desea expulsar el CO_2, necesitará una brecha más amplia entre IPAP y EPAP; por lo regular no debe exceder 20 para prevenir el bloqueo esofágico.

Directrices del ventilador mecánico:

Disparo: –1 mm Hg (proporciona respiración completa con poco esfuerzo)

Frecuencia respiratoria: inicial 18

Volumen corriente: máximo típico 6-8 mL/kg (70 kg = volumen tidal de 420-560) > 10 mL/kg, riesgo de barotrauma

Presión positiva al final de la espiración (PEEP): inicie con 5 mm Hg (si hay riesgo de alta presión intercraneal: mantenga baja la PEEP).

Ritmo de flujo: 60 L/min es típico; ritmo de flujo más alto si se trata de expulsar CO_2, dedicando más a la espiración.

O_2 inspirado: fracción a mantener: saturación > 90% y PaO_2 > 60

Se suele comenzar con FiO_2 al 100%.

Para pacientes con asma, pida al técnico que coloque al paciente en forma de onda cuadrada, para permitirle tener tanto tiempo para espirar como sea posible.

Por cada aumento de 1 L/min en O_2, la tasa de flujo incrementa FiO_2 en 4%.

O_2, flujo, L/min	FiO_2, %
1	24
2	28
3	32
4	36
5	40
6	44
7	48
8	52
9	56
10	60

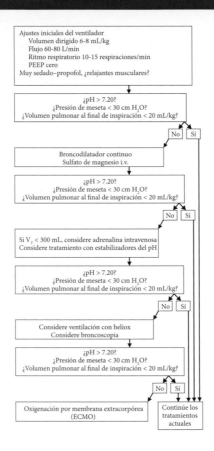

Ajustes iniciales del ventilador
Volumen dirigido 6-8 mL/kg
Flujo 60-80 L/min
Ritmo respiratorio 10-15 respiraciones/min
PEEP cero
Muy sedado–propofol, ¿relajantes musculares?

¿pH > 7.20?
¿Presión de meseta < 30 cm H$_2$O?
¿Volumen pulmonar al final de inspiración < 20 mL/kg?

No / Sí

Broncodilatador continuo
Sulfato de magnesio i.v.

¿pH > 7.20?
¿Presión de meseta < 30 cm H$_2$O?
¿Volumen pulmonar al final de inspiración < 20 mL/kg?

No / Sí

Si V$_T$ < 300 mL, considere adrenalina intravenosa
Considere tratamiento con estabilizadores del pH

¿pH > 7.20?
¿Presión de meseta < 30 cm H$_2$O?
¿Volumen pulmonar al final de inspiración < 20 mL/kg?

No / Sí

Considere ventilación con heliox
Considere broncoscopia

¿pH > 7.20?
¿Presión de meseta < 30 cm H$_2$O?
¿Volumen pulmonar al final de inspiración < 20 mL/kg?

No / Sí

Oxigenación por membrana extracorpórea
(ECMO)

Continúe los tratamientos actuales

□ GENERAL

Busque la etiología, en especial en trastornos que amenacen la vida: obstrucción intestinal, pancreatitis, isquemia mesentérica e IM.[1]
Prevenga complicaciones (depleción de líquidos, hipopotasemia, alcalosis).[1]
Terapia dirigida (como aliviar la causa subyacente) o trate los síntomas.[1]
La gastroenteritis viral es una causa común.

■ EVALUACIÓN

Rasgos clínicos significativos:[2]
- El dolor abdominal sugiere una etiología orgánica, como colecistitis.
- Vomitar alimento horas después sugiere una obstrucción de la salida gástrica o gastroparesia.
- El vómito con distensión y dolor a la palpación sugiere obstrucción intestinal.
- Agruras con náusea sugieren enfermedad de reflujo gastroesofágico (ERGE).[3]
- Vómito temprano en la mañana es característico del embarazo.[4]
- Vértigo y nistagmo sugieren etiología vertiginosa, esto es, neuritis vestibular y vértigo proximal benigno (VPB).
- El vómito feculento sugiere obstrucción o fístula intestinal.
- El vómito con cefalea puede estar asociado con migraña o tumor cerebral.
- El de origen neurogénico puede ser en proyectil y tener síntomas neurológicos.
- El vómito bulímico se asocia con erosión dental.[5]
- Múltiples personas que están en contacto estrecho y tienen vómitos similares pueden indicar la misma fuente.

Enfoque las pruebas diagnósticas con base en la historia clínica.[6,7]
Véase también el capítulo 2 (Dolor abdominal).

> BH: identifica infección, hidratación, anemia.
> QS: identifica hidratación, desequilibrio electrolítico.
> Gonadotrofina coriónica humana (GCH) en orina: embarazo
> Concentración sérica de drogas: toxicidad por fármacos/pruebas selectivas de drogas
> Lipasa: concentración sérica de enzimas pancreáticas

Muchos casos (en especial niños con gastroenteritis) no requieren estudios de laboratorio.
Coloque al paciente derecho y en posición supina si sospecha obstrucción renal, uretral o vesical.[6]

La TC de abdomen/pelvis es una opción cuando hay alta sospecha de masa u obstrucción.

El ultrasonido es útil para sospecha de colelitiasis o patología renal.

RM para el vómito crónico inexplicable, para buscar masa intracraneal[6]

■ MANEJO

Rehidratación: v.o. o i.v. según la presentación clínica[6]

Necesidades estimadas de mantenimiento de líquidos a 24 horas = 1 500 mL más 20 mL/kg para cada kg > 20 kg[6]

Evite la sobrecarga de líquidos en los pacientes cardiacos.

Evite la corrección rápida de la hiponatremia.

El mejoramiento de los síntomas y satisfacción con el tratamiento son similares con ondansetrón, metoclopramida y placebo.[8]

Trate la causa subyacente.

Medicamentos:

Ondansetrón (antagonista del receptor $5HT_3$), 4 mg i.v./v.o.

Su seguridad en el embarazo es cuestionable.[9,10]

Prometazina (Fenergan), 12.5-25 mg i.v. (cautela en la sedación)

Causa flebitis. No se recomienda como primera línea.[11]

Fenotiazina (Compazina), 5-10 mg i.v.

Metoclopramida (antagonista del receptor de dopamina: antiemético y procinético), 10 mg i.v. en 15 minutos para disminuir el riesgo de efectos extrapiramidales.

Inhalación de vapor de alcohol isopropílico[12]

Los antieméticos pueden no ser efectivos en la náusea funcional crónica: considere antidepresivos.[13]

☐ GENERAL

Existe suficiente evidencia en niños pequeños expuestos a rodenticidas anticoagulantes para concluir que la medición rutinaria del Índice internacional normalizado (INR, por sus siglas en inglés) no es necesaria, y debe medirse 36-48 horas posteriores a la exposición (contacte al Centro de control de intoxicaciones).[1-3]

Los niños metabolizan la warfarina más rápido que los adultos, y el INR regresa con rapidez a la normalidad.[3]

Plan típico de tratamiento para rodenticidas (contacte al Centro de control de intoxicaciones).

INR < 4 y sin sangrado activo: ninguna acción

Sangrado activo: concentrado de complejo de protrombina, 50 U/kg, o plasma fresco congelado, 15 mL/kg (si el concentrado no está disponible), y fitomenadiona, 10 mg i.v. (100 mcg/kg en pediatría)

INR > 4 sin sangrado activo: vitamina K v.o. (adultos: 10 mg diarios; niños: 1-2.5 mg diarios)

El mal control de INR por lo regular se debe a: no cumplir con la medicación y/o baja ingesta de vitamina K en la dieta o deficiencia.[4]

El manejo depende de: gravedad de la elevación de INR—presencia de sangrado—riesgo trombótico.[5]

■ EVALUACIÓN

INR

Considere BH para evaluar la anemia.

Considere QS para evaluar la función renal.

■ MANEJO

Warfarina supraterapéutica:[7]

INR 4.5-10 sin sangrado: no se recomienda la administración de rutina de vitamina K.

INR > 10 sin sangrado: se recomienda la vitamina K v.o.

Sangrado mayor: concentrado de complejo de protrombina y se puede usar vitamina K, 5-10 mg i.v. lento.

Heparina supraterapéutica:[8]

(Nota: no hay un método probado de neutralización de la heparina de bajo peso molecular [HBPM]; el sulfato de protamina neutraliza la actividad anti-IIa.)

Sulfato de protamina (la dosificación depende del tiempo desde la infusión de heparina)

Minutos desde la infusión: 1 mg por cada 100 unidades de heparina

30 minutos: 0.5 mg por cada 100 unidades de heparina

> 120 minutos: 0.25-0.375 mg por cada 100 unidades de heparina

Si la administración de heparina es SC:

1-1.5 mg por cada 100 unidades de heparina

Dosis de carga: 25-50 mg con i.v. lento, y el resto de la dosificación i.v. durante 8-16 horas

INR supraterapéutico:[9]

≤ 5 (sin sangrado)

Baje la dosis de warfarina, o bien:

Omita la dosis: reanude a dosis bajas cuando el INR sea terapéutico, o bien

No reduzca si es mínimamente supraterapéutico.

> 5-9 (sin sangrado)

Omita las siguientes 1-2 dosis, vigile el INR y reanude a una dosis más baja, o bien

Omita la dosis y administre vitamina K, 1-2.5 mg v.o.

> 9 (sin sangrado)

Suspenda la warfarina y administre vitamina K, 2.5-5 mg v.o.

Vigile el INR y añada más vitamina K si es necesario. Reanude la warfarina a dosis más bajas.

Cualquier nivel de INR con sangrado grave:

Suspenda la warfarina. Administre vitamina K, 10 mg i.v. lento. Complemente con concentrado de complejo de protrombina o plasma fresco congelado.

QUEMADURAS

Figura A.1 Calcular con exactitud el tamaño de la quemadura es esencial para el cuidado del paciente quemado. La regla de los nueves proporciona un algoritmo simple para calcular la amplitud del área quemada.
Reimpreso con permiso de Mulholland MW, Lillemoe KD, Doherty GM, Maier RV, Simeone DM, Upchurch GR, eds. *Greenfield's Surgery: Scientific Principles & Practice*. 5th ed. Philadelphia, PA: Lippincott Williams & Wilkins, 2011.

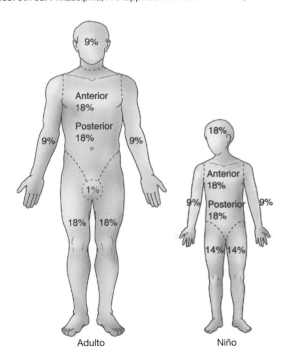

Adulto   Niño

Tabla A.1 Resumen de tratamiento de ETS

CDC 2015 Resumen de directrices	
Vaginosis bacteriana Todos los regímenes recomendados para embarazadas sintomáticas	Metronidazol, 500 mg 2 veces al día × 7 días o Clindamicina, 300 mg 2 veces al día × 7 días o Metronidazol gel al 0.75% aplicador de 5 g a la hora de acostarse (HA) × 5 días o Clindamicina crema al 2% aplicador de 5 g HA × 7 días
Cervicitis/clamidia Considere tratamiento concurrente para *N. gonorrhoeae*	Azitromicina, 1 g v.o., dosis única *(indicada en el embarazo)* o Doxiciclina, 100 mg 2 veces al día × 7 días o Levofloxacino, 500 mg diarios × 7 días Amoxicilina, 500 mg 3 veces al día × 7 días *(indicada en el embarazo)*
Epididimitis	Ceftriaxona, 250 mg i.m., dosis única *más* Doxiciclina, 100 mg 2 veces al día × 10 días Si se sospecha organismo entérico (sexo anal): Ceftriaxona, 250 mg i.m, dosis única *más* Levofloxacina, 500 mg diarios × 10 días
Herpes genital simple	Aciclovir, 400 mg 3 veces al día × 7-10 días o Valciclovir, 1 g 2 veces al día × 7-10 días
Infecciones gonocócicas	Ceftriaxona, 250 mg i.m, dosis única *más* Azitromicina, 1 g v.o., dosis única
Linfogranuloma venéreo	Doxiciclina, 100 mg 2 veces al día × 21 días

CDC 2015 Resumen de directrices	
Pediculosis púbica	Permetrina crema al 1% aplicada al área, enjuague después de 10 minutos
Enfermedad inflamatoria pélvica	Cefotetán, 2 g i.v. 2 veces al día *más* doxiciclina, 100 mg v.o. o i.v. 2 veces al día o Ceftriaxona, 250 mg i.m., dosis única *más* Doxiciclina, 100 mg 2 veces al día × 14 días Considere metronidazol, 500 mg 2 veces al día × 14 días
Sarna	Permetrina al 5%, crema; aplique en el cuerpo, enjuague después de 8 a 12 horas
Sífilis Primaria/latente o temprana < 1 año Latente > 1 año o desconocido	Penicilina G benzatina, 2.4 millones de unidades i.m., dosis única o Doxiciclina, 100 mg 2 veces al día × 14 días Penicilina G benzatina, 2.4 millones de unidades i.m. en 3 dosis a intervalos de 1 semana o Doxiciclina, 100 mg 2 veces al día × 28 días
Tricomoniasis	Metronidazol, 2 g v.o., dosis única o 500 mg 2 veces al día × 7 días *Pacientes embarazadas:* pueden tratarse con una sola dosis de 2 g

De Morbidity and Mortality Weekly Report, *Recommendations and Reports*. 64:3. Centers for Disease Control and Prevention, 2015.

DERMATOMA

Figura A.2 Mapa del dermatoma.

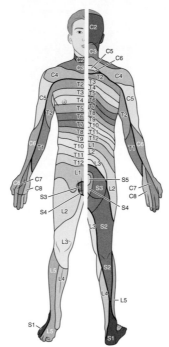

Vista anterior   Vista posterior

Reimpreso con permiso de Moore KL, Dalley AF, Agur AMR. *Clinically Oriented Anatomy*. 7th ed. Baltimore, MD: Lippincott Williams & Wilkins, 2014.

ESCALA DE INSULINA

Tabla A.2 Régimen de insulina de escala deslizante

Glucosa sanguínea, mg/dL	☐ Sensible a la insulina	☐ Usual	☐ Resistente a la insulina
> 141-180	2	4	6
181-220	4	6	8
221-260	6	8	10
261-300	8	10	12
301-350	10	12	14
351-400	12	14	16
> 400	14	16	18

Antes de la comida: insulina de escala deslizante complementaria (número de unidades)–agregue a la dosis programada de insulina; *hora de acostarse:* administre la mitad de la insulina de escala deslizante.

De Umpierrez GE, Smiley D, Zisman A, et al. Randomized study of basal-bolus insulin therapy in the inpatient management of patients with type 2 diabetes (RABBIT 2 trial). *Diabetes Care.* 2007;30(9):2181-2186. Copyright y todos los derechos reservados. El material de esta publicación ha sido utilizado con permiso de la *American Diabetes Association.*

INFARTO AL MIOCARDIO

Tabla A.3 Ayuda con la localización del infarto al miocardio (IM)

Ubicación	Elevación ST	Depresión del ST recíproco	Arteria coronaria
IM anterior	V_1-V_6	Ninguna	Descendente anterior izquierda (DAI)
IM septal	V_1-V_4 desaparición de Q septal en las derivaciones V_5, V_6	Ninguna	Descendente anterior derecha (DAD)-ramas septales
IM lateral	I, aVL, V_5, V_6	II, III, aVF	Circunfleja izquierda (CXI) o Marginal obtusa (MO)
IM inferior	II, III, aVF	I, aVL	CD (80%) o Circunfleja derecha (CXD) (20%)
IM posterior	V_7, V_8, V_9	R alta en V_1-V_3, con depresión de ST en V_1-V_3 > 2 mm (vista en espejo)	CXD
IM del ventrículo derecho	V1, V_4R	I, aVL	Coronaria derecha (CD)
IM auricular	PTa en I, V_5, V_6	PTa en I, II, o III	CD

Criterios ECG para IAMCEST

- Nueva elevación de ST
  - > 0.1 mV en 2 derivaciones contiguas
  - Cualquiera de 2 (II, III, aVF) o (V_2-V_6, I, aVL)
  - Sin aVR o V1
- En V_2 y V_3
  - >=0.2 mV en hombres
  - >=0.15 mV en mujeres
- Nuevo BRIHH

Thygsen et al. Universal Definition of MI
Circulation 2010

Datos de Thygesen K, Alpert JS, Harvey D, White HD. Universal definition of myocardial infarction. *Circulation*. 2007;116:2634-2653.

SIGNOS VITALES PEDIÁTRICOS

Tabla A.4 Signos vitales normales por edad para los pacientes pediátricos

Edad	Frecuencia cardiaca, lpm	Frecuencia respiratoria, rpm	Presión arterial sistólica, mm Hg	Presión arterial diastólica, mm Hg
Recién nacido	90-180	30-50	60 ± 10	37 ± 10
1-5 meses	100-180	30-40	80 ± 10	45 ± 15
6-11 meses	100-150	25-35	90 ± 30	60 ± 10
1 año	100-150	20-30	95 ± 30	65 ± 25
2-3 años	65-150	15-25	100 ± 25	65 ± 25
4-5 años	65-140	15-25	100 ± 20	65 ± 15
6-9 años	65-120	12-20	100 ± 20	65 ± 15
10-12 años	65-120	12-20	110 ± 20	70 ± 15
13+ años	55-110	12-18	120 ± 20	75 ± 15

Adaptado de Silverman BK. Practical Information. En: *Textbook of Pediatric Emergency Medicine*, 2006. También: Jorden RC. Multiple Trauma. En: *Emergency Medicine: Concepts and Clinical Practice*, 1990.

SALTER HARRIS

Figura A.3 Clasificación de Salter-Harris. De Chowdhury S, Cozma A, Chowdhury J. *Essentials for the Canadian Medial Licensing Exam*. 2nd ed. St. Louis, MO: Wolters Kluwer Health, 2010.

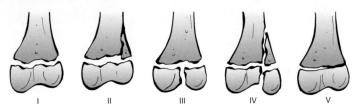

I = Fisis
II = Metafisis
III = Epifisis
IV = ME (Metafisis + Epifisis) M+E = ME
V = Aplastamiento (compresión)

ESCALA DE WELLS

Tabla A.5 Escala de Wells (EP)

• Signos y síntomas clínicos compatibles con TVP	3
• Se juzga que EP es el diagnóstico más probable	3
• Cirugía o en cama por más de 3 días durante las últimas 4 semanas	1.5
• TVP o EP previa	1.5
• Frecuencia cardiaca > 100 min^{-1}	1.5
• Hemoptisis	1
• Cáncer activo (en tratamiento actual o en los 6 meses previos, o tratamiento paliativo)	1
EP = embolia pulmonar; TVP = trombosis de vena profunda	

Probabilidad antes de la prueba: < 4: BAJA (o "EP improbable"); 4.5-6: MODERADA; > 6: ALTA.
Datos de Wells PS, Anderson DR, Rodger M, et al. Derivation of a simple clinical model to categorize patients probability of pulmonary embolism: increasing the models utility with the SimpliRED D- dimer. *Thromb Haemost*. 2000;83:416-420; Kearon C, Ginsberg JS, Douketis J, et al. An evaluation of D- dimer in the diagnosis of pulmonary embolism. *Ann Intern Med*. 2006;144:812- 821.

1. ANEURISMA AÓRTICO ABDOMINAL

1. Stather PW, Sidloff DA, Rhema IA, Choke E, Bown MJ, Sayers RD. A review of current reporting of abdominal aortic aneurysm mortality and prevalence in the literature. *Eur J Vasc Endovasc Surg.* 2014;47(3):240.

2. Johnston KW, Rutherford RB, Tilson MD, Shah DM, Hollier L, Stanley JC. Suggested standards for reporting on arterial aneurysms. Subcommittee on Reporting Standards for Arterial Aneurysms, Ad Hoc Committee on Reporting Standards, Society for Vascular Surgery and North American Chapter, International Society for Cardiovascular Surgery. *J Vasc Surg.* 1991;13(3):452.

3. Sweeting MJ, Thompson SG, Brown LC, Powell JT, RESCAN collaborators. Meta-analysis of individual patient data to examine factors affecting growth and rupture of small abdominal aortic aneurysms. *Br J Surg.* May 2012;99(5):655-665.

4. Kent KC, Zwolak RM, Egorova NN, et al. Analysis of risk factors for abdominal aortic aneurysm in a cohort of more than 3 million individuals. *J Vasc Surg.* 2010;52(3):539.

5. Rinckenbach S, Albertini JN, Thaveau F, et al. Prehospital treatment of infrarenal ruptured abdominal aortic aneurysms: a multicentric analysis. *Ann Vasc Surg.* 2010;24(3):308.

6. Marston WA, Ahlquist R, Johnson G Jr, Meyer AA. Misdiagnosis of ruptured abdominal aortic aneurysms. *J Vasc Surg.* 1992;16(1):17.

7. Mehta M, Taggert J, Darling RC III, et al. Establishing a protocol for endovascular treatment of ruptured abdominal aortic aneurysms: outcomes of a prospective analysis. *J Vasc Surg.* 2006;44(1):1.

2. DOLOR ABDOMINAL

1. Yamamoto W, Kono H, Maekawa M, Fukui T. The relationship between abdominal pain regions and specific diseases: an epidemiologic approach to clinical practice. *J Epidemiol.* 1997;7(1):27.

2. Böhner H, Yang Q, Franke C, Verreet PR, Ohmann C. Simple data from history and physical examination help to exclude bowel obstruction and to avoid radiographic studies in patients with acute abdominal pain. *Eur J Surg.* 1998;164(10):777.

3. Bundy DG, Byerley JS, Liles EA, Perrin EM, Katznelson J, Rice HE. Does this child have appendicitis? *JAMA.* 25 July 2007;298(4):438-451.

4. Kessler N, Cyteval C, Gallix B, et al. Appendicitis: evaluation of sensitivity, specificity, and predictive values of US, Doppler US, and laboratory findings. *Radiology.* February 2004;230(2):472-478.

5. Hickey MS, Kiernan GJ, Weaver KE. Evaluation of abdominal pain. *Emerg Med Clin North Am.* August 1989;7(3):437-452.

6. Macaluso CR, McNamara RM. Evaluation and management of acute abdominal pain in the emergency department. *Int J Gen Med.* 2012;5:789-797.

7. Cartwright SL, Knudson MP. Evaluation of acute abdominal pain in adults. *Am Fam Physician.* 1 April 2008;77(7):971-978.

8. Manterola C, Vial M, Moraga J, Astudillo P. Analgesia in patients with acute abdominal pain. *Cochrane Database Syst Rev.* 19 January 2011;(1):CD005660.
9. Birnbaum A, Esses D, Bijur PE, Holden L, Gallagher EJ. Randomized double-blind placebo-controlled trial of two intravenous morphine dosages (0.10 mg/kg and 0.15 mg/kg) in emergency department patients with moderate to severe acute pain. *Ann Emerg Med.* April 2007;49(4):445-453.

3. GASOMETRÍA ARTERIAL (GA)

1. Huttmann SE, Windisch W, Storre JH. Techniques for the measurement and monitoring of carbon dioxide in the blood. *Ann Am Thorac Soc.* May 2014;11(4):645-652.
2. American Association for Respiratory Care. AARC clinical practice guideline. Sampling for arterial blood gas analysis. *Respir Care.* August 1992;37(8):913-917.
3. Kelly A, McAlpine R, Kyle E. Venous pH can safely replace arterial pH in the initial evaluation of patients in the emergency department. *Emerg Med J.* September 2001;18(5):340-342.
4. Pramod S, Gunchan P, Sandeep P. Interpretation of arterial blood gas. *Indian J Crit Care Med.* April-June 2010;14(2):57-64.
5. Noh U-S, Yi J-H, Han S-W, Kim H-J. Varying dialysate bicarbonate concentrations in maintenance hemodialysis patients affect post-dialysis alkalosis but not pre-dialysis acidosis. *Electrolyte Blood Press.* December 2007; 5(2):95-101.
6. Bruno CM, Valenti M. Acid-base disorders in patients with chronic obstructive pulmonary disease: a pathophysiological review. *J Biomed Biotechnol.* 2012; 2012:915150.

4. SOBREDOSIS DE ACETAMINOFÉN

1. Lancaster EM, Hiatt JR, Zarrinpar A. Acetaminophen hepatotoxicity: an updated review. *Arch Toxicol.* February 2015;89(2):193-199.
2. Heard KJ. Acetylcysteine for acetaminophen poisoning. *N Engl J Med.* 17 July 2008;359(3):285-292.
3. Hodgman MJ, Garrard AR. A review of acetaminophen poisoning. *Crit Care Clin.* October 2012;28(4):499-516.
4. Blieden M, Paramore LC, Shah D, Ben-Joseph R. A perspective on the epidemiology of acetaminophen exposure and toxicity in the United States. *Expert Rev Clin Pharmacol.* May 2014;7(3):341-348.
5. Rumack BH. Acetaminophen hepatotoxicity: the first 35 years. *J Toxicol Clin Toxicol.* 2002;40(1):3-20.
6. Chun LJ, Tong MJ, Busuttil RW, Hiatt JR. Acetaminophen hepatotoxicity and acute liver failure. *J Clin Gastroenterol.* April 2009;43(4):342-349.
7. Mohler CR, Nordt SP, Williams SR, Manoguerra AS, Clark RF. Prospective evaluation of mild to moderate pediatric acetaminophen exposures. *Ann Emerg Med.* March 2000;35(3):239-244.

8. Yoon E, Babar A, Choudhary M, Kutner M, Pyrsopoulos N. Acetaminophen-induced hepatotoxicity: a comprehensive update. *J Clin Transl Hepatol.* 28 June 2016;4(2):131-142.

9. Brok J, Buckley N, Gluud C. Interventions for paracetamol (acetaminophen) overdose. *Cochrane Database Syst Rev.* 19 April 2006;(2):CD003328.

10. Spiller HA, Krenzelok EP, Grande GA, Safir EF, Diamond JJ. A prospective evaluation of the effect of activated charcoal before oral N-acetylcysteine in acetaminophen overdose. *Ann Emerg Med.* March 1994;23(3):519-523.

11. Buckley NA, Whyte IM, O'Connell DL, Dawson AH. Activated charcoal reduces the need for N-acetylcysteine treatment after acetaminophen (paracetamol) overdose. *J Toxicol Clin Toxicol.* 1999;37(6):753.

12. Smilkstein MJ, Bronstein AC, Linden C, Augenstein WL, Kulig KW, Rumack BH. Acetaminophen overdose: a 48-hour intravenous N-acetylcysteine treatment protocol. *Ann Emerg Med.* 1991;20(10):1058.

13. Wang GS, Monte A, Bagdure D, Heard K. Hepatic failure despite early acetylcysteine following large acetaminophen-diphenhydramine overdose. *Pediatrics.* April 2011;127(4):e1077-e1080.

14. Green JL, Heard KJ, Reynolds KM, Albert D. Oral and intravenous acetylcysteine for treatment of acetaminophen toxicity: a systematic review and meta-analysis. *West J Emerg Med.* 2013;14(3):218.

15. Riggs BS, Bronstein AC, Kulig K, Archer PG, Rumack BH. Acute acetaminophen overdose during pregnancy. *Obstet Gynecol.* 1989;74(2):247.

5. SOPORTE VITAL CARDIACO AVANZADO PARA PARO CARDIACO

1. American Heart Association. Adult advanced cardiovascular life support: 2010. American Heart Association guidelines for cardiopulmonary resuscitation and emergency cardiovascular care. *Circulation.* 2 November 2010;122(18):S3.

6. SOPORTE VITAL CARDIACO AVANZADO GENERAL

1. Valenzuela TD, Kern KB, Clark LL, et al. Interruptions of chest compressions during emergency medical systems resuscitation. *Circulation.* 2005;112(9):1259.

2. International Liaison Committee on Resuscitation. 2005 International consensus on cardiopulmonary resuscitation and emergency cardiovascular care science with treatment recommendations. Part 2: Adult basic life support. *Resuscitation.* 2005;67(2-3):187.

3. Hasegawa K, Hiraide A, Chang Y, Brown DFM. Association of prehospital advanced airway management with neurologic outcome and survival in patients with out-of-hospital cardiac arrest. *JAMA.* 2013;309(3):257.

4. Van Walraven C, Forster AJ, Stiell IG. Derivation of a clinical decision rule for the discontinuation of in-hospital cardiac arrest resuscitations. *Arch Intern Med.* 25 Januray 1999;159(2):129-134.

5. Jabre P, Bougouin W, Dumas F, et al. Early identification of patients with out-of-hospital cardiac arrest with no chance of survival and consideration for organ donation. *Ann Intern Med.* 6 December 2016;165(11):770-778.

7. SÍNDROME CORONARIO AGUDO

1. Amsterdam EA, Wenger NK, Brindis RG, et al. 2014 AHA/ACC guideline for the management of patients with non-ST-elevation Acute Coronary Syndromes: a report of the American College of Cardiology/American Heart Association Task Force on practice guidelines. *J Am Coll Cardiol.* 23 December 2014;64(24):e139-e228.
2. Braunwald E. Unstable angina and non-ST elevation myocardial infarction. *Am J Respir Crit Care Med.* 1 May 2012;185(9):924-932.
3. Mant J, McManus RJ, Oakes RA, et al. Systematic review and modelling of the investigation of acute and chronic chest pain presenting in primary care. *Health Technol Assess.* February 2004;8(2):iii; 1-158.
4. Goodacre S, Locker T, Morris F, Campbell S. How useful are clinical features in the diagnosis of acute, undifferentiated chest pain? *Acad Emerg Med.* March 2002;9(3):203-208.
5. Amsterdam EA, Wenger NK, Brindis RG, et al. 2014 AHA/ACC guideline for the management of patients with non-ST-elevation acute coronary syndromes: a report of the American College of Cardiology/American Heart Association Task Force on practice guidelines. *Circulation.* 23 December 2014;130(25):e344-e426.
6. Antman EM, Anbe DT, Armstrong PW, et al. ACC/AHA guidelines for the management of patients with ST-elevation myocardial infarction: a report of the American College of Cardiology/American Heart Association task force on practice guidelines (Committee to Revise the 1999 Guidelines for the Management of Patients with Acute Myocardial Infarction). *Circulation.* 31 August 2004;110(9):e82-e292.
7. O'Gara PT, Kushner FG, Ascheim DD, et al. 2013 ACCF/AHA guideline for the management of ST-elevation myocardial infarction: a report of the American College of Cardiology Foundation/American Heart Association Task Force on practice guidelines. *Circulation.* 2013;127(4):e362.
8. Shuvy M, Atar D, Gabriel Steg P, et al. Oxygen therapy in acute coronary syndrome: are the benefits worth the risk? *Eur Heart J.* 2013;34(22):1630.
9. Cabello JB, Burls A, Emparanza JI, Bayliss S, Quinn T. Oxygen therapy for acute myocardial infarction. *Cochrane Database Syst Rev.* 21 August 2013;(8):CD007160.
10. Goyal A, Spertus JA, Gosch K, et al. Serum potassium levels and mortality in acute myocardial infarction. *JAMA.* January 2012;307(2):157-164.

8. LUMBALGIA AGUDA

1. Husband DJ. Malignant spinal cord compression: prospective study of delays in referral and treatment. *BMJ.* 1998;317(7150):18.
2. Chou R. In the clinic: low back pain. *Ann Intern Med.* June 2014;160(11):ITC6-1.

3. Helweg-Larsen S, Sørensen PS. Symptoms and signs in metastatic spinal cord compression: a study of progression from first symptom until diagnosis in 153 patients. *Eur J Cancer.* 1994;30A(3):396.
4. Chen WC, Wang JL, Wang JT, Chen YC, Chang SC. Spinal epidural abscess due to staphylococcus aureus: clinical manifestations and outcomes. *J Microbiol Immunol Infect.* 2008;41(3):215.
5. Darouiche RO, Hamill RJ, Greenberg SB, Weathers SW, Musher DM. Bacterial spinal epidural abscess. Review of 43 cases and literature survey. *Medicine* (Baltimore). 1992;71(6):369.
6. Deyo RA, Diehl AK. Cancer as a cause of back pain: frequency, clinical presentation, and diagnostic strategies. *J Gen Intern Med.* 1988;3(3):230.
7. Davis DP, Salazar A, Chan TC, Vilke GM. Prospective evaluation of a clinical decision guideline to diagnose spinal epidural abscess in patients who present to the emergency department with spine pain. *J Neurosurg Spine.* 2011;14(6):765.
8. Reihsaus E, Waldbaur H, Seeling W. Spinal epidural abscess: a meta-analysis of 915 patients. *Neurosurg Rev.* December 2000;23(4):175-204.
9. Chou R, Fu R, Carrino JA, Deyo RA. Imaging strategies for low-back pain: systematic review and meta-analysis. *Lancet.* 2009;373(9662):463.
10. Chou R, Qaseem A, Snow V, et al. Diagnosis and treatment of low back pain: a joint clinical practice guideline from the American College of Physicians and the American Pain Society. Clinical Efficacy Assessment Subcommittee of the American College of Physicians, American College of Physicians, American Pain Society Low Back Pain Guidelines Panel. *Ann Intern Med.* 2007;147(7):478.
11. Apeldoorn AT, Bosselaar H, Blom-Luberti T, Twisk JW, Lankhorst GJ. The reliability of nonorganic sign-testing and the Waddell score in patients with chronic low back pain. *Spine* (Phila Pa 1976). 1 April 2008;33(7):821-826.
12. Kumar N, Wijerathne SI, Lim WW, Barry TW, Nath C, Liang S. Resistive straight leg raise test, resistive forward bend test, and heel compression test: novel techniques in identifying secondary gain motives in low back pain cases. *Eur Spine J.* November 2012;21(11):2280-2286.
13. Koes BW, Van Tulder MW, Thomas S. Diagnosis and treatment of low back pain. *BMJ.* 17 June 2006;332(7555):1430.
14. Kinkade S. Evaluation and treatment of acute low back pain. *Am Fam Physician.* 15 April 2007;75(8):1181-1188.

9. ABSTINENCIA ALCOHÓLICA

1. Brousse G, Arnaud B, Vorspan F, et al. Alteration of glutamate/GABA balance during acute alcohol withdrawal in emergency department: a prospective analysis. *Alcohol Alcohol.* September-October 2012;47(5):501-508.
2. Etherington JM. Emergency management of acute alcohol problems. Part 1: uncomplicated withdrawal. *Can Fam Physician.* 1996;42:2186.

3. Victor M, Brausch C. The role of abstinence in the genesis of alcoholic epilepsy. *Epilepsia.* 1967;8(1):1.
4. Sechi G, Serra A. Wernicke's encephalopathy: new clinical settings and recent advances in diagnosis and management. *Lancet Neurol.* May 2007;6(5):442-455.
5. Ferguson JA, Suelzer CJ, Eckert GJ, Zhou XH, Dittus RS. Risk factors for delirium tremens development. *J Gen Intern Med.* 1996;11(7):410.
6. Smith MF, Beecher LH, Fischer TL, et al. Management of alcohol withdrawal delirium. An evidence-based practice guideline. *Arch Intern Med.* 2004;164(13):1405.
7. Hack JB, Hoffman RS. Thiamine before glucose to prevent Wernicke encephalopathy: examining the conventional wisdom. *JAMA.* 1998;279(8):583.
8. Wilson A, Vulcano B. A double-blind, placebo-controlled trial of magnesium sulfate in the ethanol withdrawal syndrome. *Alcohol Clin Exp Resp.* 1984;8:542-545.
9. Saitz R, Mayo-Smith MF, Roberts MS, Redmond HA, Bernard DR, Calkins DR. Individualized treatment for alcohol withdrawal. A randomized double-blind controlled trial. *JAMA.* 17 August 1994;272(7):519-523.
10. Amato L, Minozzi S, Davoli M. Efficacy and safety of pharmacological interventions for the treatment of the alcohol withdrawal syndrome. *Cochrane Database Syst Rev.* 15 June 2011;(6):CD008537.
11. Jaeger TM, Lohr RH, Pankratz VS. Symptom-triggered therapy for alcohol withdrawal syndrome in medical inpatients. *Mayo Clin Proc.* 2001;76(7):695.
12. Rathlev NK, D'Onofrio G, Fish SS, et al. The lack of efficacy of phenytoin in the prevention of recurrent alcohol-related seizures. *Ann Emerg Med.* March 1994;23(3):513-518.
13. Hack JB, Hoffmann RS, Nelson LS. Resistant alcohol withdrawal: does an unexpectedly large sedative requirement identify these patients early? *J Med Toxicol.* 2006;2(2):55.
14. Rosenson J, Clements C, Simon B, et al. Phenobarbital for acute alcohol withdrawal: a prospective randomized double-blind placebo-controlled study. *J Emerg Med.* March 2013;44(3):592-598.
15. McCowan C, Marik P. Refractory delirium tremens treated with propofol: a case series. *Crit Care Med.* 2000;28(6):1781.
16. Blum K, Eubanks JD, Wallace JE, Hamilton H. Enhancement of alcohol withdrawal convulsions in mice by haloperidol. *Clin Toxicol.* 1976;9(3):427.
17. Blondell RD. Ambulatory detoxification of patients with alcohol dependence. *Am Fam Physician.* 2005;71(3):495.

10. ANGIOEDEMA

1. Moellman JJ, Bernstein JA, Lindsell C, et al. A consensus parameter for the evaluation and management of angioedema in the emergency department. *Acad Emerg Med.* April 2014;21(4):469-484.
2. Caballero T, Baeza ML, Cabañas R, et al. Consensus statement on the diagnosis, management, and treatment of angioedema mediated by bradykinin. Part II.

Treatment, follow-up, and special situations. *J Investig Allergol Clin Immunol.* 2011;21(6):422-441.

3. Greaves MW, Sabroe RA. ABC of allergies. Allergy and the skin. I-xUrticaria. *BMJ.* 1998;316(7138):1147.

4. Bas M, Hoffmann TK, Bier H, Kojda G. Increased C-reactive protein in ACE-inhibitor-induced angioedema. *Br J Clin Pharmacol.* February 2005;59(2):233-238.

5. Scheirey CD, Scholz FJ, Shortsleeve MJ, Katz DS. Angiotensin-converting enzyme inhibitor-induced small-bowel angioedema: clinical and imaging findings in 20 patients. *AJR Am J Roentgenol.* August 2011;197(2):393-398.

6. Arakawa M, Murata Y, Rikimaru Y, Sasaki Y. Drug-induced isolated visceral angioneurotic edema. *Intern Med.* 2005;44(9):975.

7. Simons FE. Emergency treatment of anaphylaxis. *BMJ.* 2008;336(7654):1141.

11. TOBILLO/PIE/RODILLA

1. Stiell IG, Greenberg GH, McKnight RD, et al. Decision rules for the use of radiography in acute ankle injuries. Refinement and prospective validation. *JAMA.* 3 March 1993;269(9):1127-1132.

2. Hawley C, Rosenblatt R. Ottawa and Pittsburgh rules for acute knee injuries. *J Fam Pract.* October 1998;47(4):254-255.

3. Seaberg DC, Yealy DM, Lukens T, Auble T, Mathias S. Multicenter comparison of two clinical decision rules for the use of radiography in acute, high-risk knee injuries. *Ann Emerg Med.* July 1998;32(1):8-13.

12. TRASTORNO DE ANSIEDAD

1. American Psychiatric Association. *Diagnostic and Statistical Manual of Mental Disorders,* 5th ed. Virginia, VA: American Psychiatric Association; 2013.

2. Katzman MA, Bleau P, Blier P, et al. Canadian anxiety guidelines initiative group. *BMC Psychiatry.* 2014;14 (1 suppl):S1.

3. Hoge EA, Ivkovic A, Fricchione GL. Generalized anxiety disorder: diagnosis and treatment. *BMJ.* 27 November 2012;345:e7500.

4. Herr N, Williams J, Benjamin S, McDuffie J. Does this patient have generalized anxiety or panic disorder?: the Rational Clinical Examination systematic review. *JAMA.* 2 July 2014;312(1):78.

5. Hamilton M. The assessment of anxiety states by rating. *Br J Med Psychol.* 1959;32(1):50-55.

6. Offidani E, Guidi J, Tomba E, Fava GA. Efficacy and tolerability of benzodiazepines versus antidepressants in anxiety disorders: a systematic review and meta-analysis. *Psychother Psychosom.* 2013;82(6):355-362.

7. Guaiana G, Barbui C, Cipriani A. Hydroxyzine for generalised anxiety disorder. *Cochrane Database Syst Rev.* 8 December 2010;(12):CD006815.

8. Citrome L. Comparison of intramuscular ziprasidone, olanzapine, or aripiprazole for agitation: a quantitative review of efficacy and safety. *J Clin Psychiatry*. December 2007;68(12):1876-1885.

9. Calver L, Drinkwater V, Gupta R, Page CB, Isbister GK. Droperidol v. haloperidol for sedation of aggressive behavior in acute mental health: randomised controlled trial. *Br J Psychiatry*. 2015;206(3):223.

10. Stein BM, Goin KM, Pollack HM, et al. Practice guideline for the treatment of patients with panic disorder. In, Fochtmann L.J., ed. *American Psychiatric Association*. January 2009. www.aafp.org/afp

11. Riddell J, Tran A, Bengiamin R, Hendey GW, Armenian P. Ketamine as a first-line treatment for severely agitated emergency department patients. *Am J Emerg Med*. 2017;35(7):1000-1004.

13. ASMA

1. National Asthma Education and Prevention Program. Expert Panel Report 3 (EPR-3): guidelines for the diagnosis and management of asthma-summary report 2007. *J Allergy Clin Immunol*. November 2007;120(5 Suppl):S94-S138.

2. Goodacre S, Bradburn M, Cohen J, et al. Prediction of unsuccessful treatment in patients with severe acute asthma. *Emerg Med J*. October 2014;31(e1):e40-e45.

3. U.S. Department of Health and Human Services. *Guidelines for the diagnosis and management of asthma*. National Heart, Lung, and Blood Institute; [2007; citado el 15 de mayo de 2017]. https://www.nhlbi.nih.gov/files/docs/guidelines/asthgdln.pdf.

4. Kelsen SG, Kelsen DP, Fleeger BF, Jones RC, Rodman T. Emergency room assessment and treatment of patients with acute asthma. Adequacy of the conventional approach. *Am J Med*. 1978;64(4):622.

5. Nowak RM, Tomlanovich MC, Sarkar DD, Kvale PA, Anderson JA. Arterial blood gases and pulmonary function testing in acute bronchial asthma. Predicting patient outcomes. *JAMA*. 1983;249(15):2043.

6. British Thoracic Society. British guideline on the management of asthma. *Thorax*. 2014;69 (1 Suppl):1.

7. Normansell R, Kew KM, Mansour G. Different oral corticosteroid regimens for acute asthma. *Cochrane Database Syst Rev*. 13 May 2016;(5):CD011801.

8. Carroll CL. Just a lot of hot air? Volatile anesthetics in children with status asthmaticus. *Pediatr Crit Care Med*. May 2013;14(4):433-434.

9. Johnston SL, Szigeti M, Cross M, et al. Azithromycin for acute exacerbations of asthma: the AZALEA randomized clinical trial. *JAMA Intern Med*. 2016;176(11):1630.

14. RETIRO DE LA TABLA RÍGIDA

1. Brown LH, Gough JE, Simonds WB. Can EMS providers adequately assess trauma patients for cervical spinal injury? *Prehosp Emerg Care*. 1998;2(1):33.

2. Oteir AO, Smith K, Stoelwinder JU, Middleton J, Jennings PA. Should suspected cervical spinal cord injury be immobilized?: a systematic review. *Injury.* April 2015;46(4):528-535.

3. Totten VY, Sugarman DB. Respiratory effects of spinal immobilization. *Prehosp Emerg Care.* October-December 1999;3(4):347-352.

4. Cordell WH, Hollingsworth JC, Olinger ML, Stroman SJ, Nelson DR. Pain and tissue interface pressures during spine board immobilization. *Acad Emerg Med.* 1995;26:31-36.

5. Cooney DR, Wallus H, Asaly M, Wojcik S. Backboard time for patients receiving spinal immobilization by emergency medical services. *Int J Emerg Med.* 20 June 2013;6:17.

6. Sutcliffe AJ. Spinal cord injury and direct laryngoscopy—the legend lives on. *Br J Anaesth.* 2000;85(4):665.

7. Michaleff ZA, Maher CG, Verhagen AP, Rebbeck T, Lin CW. Accuracy of the Canadian C-spine rule and NEXUS to screen for clinically important cervical spine injury in patients following blunt trauma: a systematic review. *Can Med Assoc J.* 2012;184:867-876.

8. Mathen R, Inaba K, Munera F, et al. Prospective evaluation of multislice computed tomography versus plain radiographic cervical spine clearance in trauma patients. *J Trauma Inj Infect Crit Care.* 2007;62:1427-1431.

9. Como JJ, Diaz JJ, Dunham CM, et al. Practice management guidelines for identification of cervical spine injuries following trauma: update from the Eastern Association for the Surgery of Trauma Practice Management Guidelines Committee. *J Trauma.* 2009;67:651-659.

10. Milby AH, Halpern CH, Guo W, Stein SC. Prevalence of cervical spinal injury in trauma. *Neurosurg Focus.* 2008;25(5):E10.

15. PARÁLISIS DE BELL

1. Gilden DH. Clinical practice. Bell's palsy. *N Engl J Med.* 23 September 2004;351(13):1323-1331.

2. Fahimi J, Navi BB, Kamel H. Potential misdiagnoses of Bell's palsy in the emergency department. *Ann Emerg Med.* 2014;63(4):428.

3. Holland NJ, Weiner GM. Recent developments in Bell's Palsy. *BMJ.* 4 September 2004;329(7465):553-557.

4. American College of Radiology. ACR appropriateness criteria for cranial neuropathy. *J Am Coll Rad.* November 2017;14(11):S406-S420.

5. Jain V, Dishmukh A, Gollomp S. Bilateral facial paralysis: case presentations and discussion of differential diagnosis. *J Gen Intern Med.* July 2006;21(7):C7-C10.

6. Gronseth GS, Paduga R. Evidence-based guideline update: steroids and antivirals for Bell palsy: report of the Guideline Development Subcommittee of the American Academy of Neurology. American Academy of Neurology. *Neurology.* 2012;79(22):2209.

7. Baugh RF, Basura GH, Ishii LE, et al. American Academy of Otolaryngology-Head and Neck Surgery Foundation clinical guideline on Bell's Palsy. *Otolaryngol Head Neck Surg.* November 2013;149(3 Suppl):S1-S27.

8. Vrabec JT, Isaacson B, Van Hook JW. Bell's Palsy and pregnancy. *Otolaryngol Head Neck Surg.* December 2007;137(6):858-861.

9. Cohen Y, Lavie O, Granovsky-Grisaru S, Aboulafia Y, Diamant YZ. Bell Palsy complication pregnancy: a review. *Obstet Gynecol Surv.* March 2000; 55(3):184-188.

16. BRONQUITIS

1. Wenzel RP, Fowler AA III. Clinical practice. Acute bronchitis. *N Engl J Med.* 2006;355(20):2125.
2. Altiner A, Wilm S, Däubener W, et al. Sputum colour for diagnosis of a bacterial infection in patients with acute cough. *Scand J Prim Health Care.* 2009;27(2):70-73.
3. Clark TW, Medina MJ, Batham S, Curran MD, Parmar S, Nicholson KG. Adults hospitalised with acute respiratory illness rarely have detectable bacteria in the absence of COPD or pneumonia; viral infection predominates in a large prospective UK sample. *J Infect.* 2014;69(5):507.
4. Bushyhead JB, Wood RW, Tompkins RK, Wolcott BW, Diehr P. The effect of chest radiographs on the management and clinical course of patients with acute cough. *Med Care.* 1983;21(7):661.
5. Gonzales R, Bartlett JG, Besser RE, et al. Principles of appropriate antibiotic use for treatment of uncomplicated acute bronchitis: background. *Ann Intern Med.* 2001;134(6):521.
6. Schuetz P, Christ-Crain M, Thomann R, et al. Effect of procalcitonin-based guidelines vs standard guidelines on antibiotic use in lower respiratory tract infections: the ProHOSP randomized controlled trial. *JAMA.* 9 September 2009;302(10):1059-1066.
7. Wenzel RP, Fowler AA III. Clinical practice. Acute bronchitis. *N Engl J Med.* 16 November 2006;355(20):2125-2130.
8. Brown MO, St Anna L, Ohl M. Clinical inquiries. What are the indications for evaluating a patient with cough for pertussis? *J Fam Pract.* January 2005;54(1):74-76.
9. Centers for Disease Control and Prevention. Recommended antimicrobial agents for the treatment and postexposure prophylaxis of pertussis. 2005 CDC guidelines. *MMWR.* 2005;54:10.
10. King DE, Williams WC, Bishop L, Shechter A. Effectiveness of erythromycin in the treatment of acute bronchitis. *J Fam Pract.* June 1996;42(6):601-605.
11. Harris AM, Hicks LA, Qaseem A. Appropriate antibiotic use for acute respiratory tract infection in adults: advice for high-value care from the American College of Physicians and the Centers for Disease Control and Prevention. *Ann Intern Med.* 15 March 2016;164(6):425-434.
12. Hueston WJ. Albuterol delivered by metered-dose inhaler to treat acute bronchitis. *J Fam Pract.* November 1994;39(5):437-440.

17. TOXICIDAD POR MONÓXIDO DE CARBONO

1. Ginsberg MD. Carbon monoxide intoxication: clinical features, neuropathology, and mechanisms of injury. *J Toxicol Clin Toxicol.* 1985;23(4-6):281-288.
2. Ernst A, Zibrak JD. Carbon monoxide poisoning. *N Engl J Med.* 1998;339(22):1603.

3. Yasuda H, Yamaya M, Nakayama K, et al. Increased arterial carboxyhemoglobin concentrations in chronic obstructive pulmonary disease. *Am J Respir Crit Care Med.* 2005;171(11):1246.

4. Mégarbane B, Delahaye A, Goldgran-Tolédano D, Baud FJ. Antidotal treatment of cyanide poisoning. *J Chin Med Assoc.* April 2003;66(4):193-203.

5. Weaver LK, Howe S, Hopkins R, Chan KJ. Carboxyhemoglobin half-life in carbon monoxide-poisoned patients treated with 100% oxygen at atmospheric pressure. *Chest.* March 2000;117(3):801-808.

6. Tomaszewski C. Carbon monoxide poisoning. Early awareness and intervention can save lives. *Postgrad Med.* 1999;105(1):39.

7. Harper A, Croft-Baker J. Carbon monoxide poisoning: undetected by both patients and their doctors. *Age Ageing.* 2004;33(2):105.

8. Thom SR, Taber RL, Mendiguren II, Clark JM, Hardy KR, Fisher AB. Delayed neuropsychologic sequelae after carbon monoxide poisoning: prevention by treatment with hyperbaric oxygen. *Ann Emerg Med.* 1995;25(4):474.

9. Satran D, Henry CR, Adkinson C, Nicholson CI, Bracha Y, Henry TD. Cardiovascular manifestations of moderate to severe carbon monoxide poisoning. *J Am Coll Cardiol.* 2005;45(9):1513.

10. Bozeman WP, Myers RA, Barish RA. Confirmation of the pulse oximetry gap in carbon monoxide poisoning. *Ann Emerg Med.* 1997;30(5):608.

11. Touger M, Gallagher EJ, Tyrell J. Relationship between venous and arterial carboxyhemoglobin levels in patients with suspected carbon monoxide poisoning. *Ann Emerg Med.* April 1995;25(4):481-483.

12. DiDonna TA Jr. Carbon monoxide poisoning. *Nursing.* January 1997;27(1):33.

13. Kao LW, Nañagas KA. Carbon monoxide poisoning. *Emerg Med Clin North Am.* 2004;22(4):985.

14. Hampson NB, Piantadosi CA, Thom SR, Weaver LK. Practice recommendations in the diagnosis, management, and prevention of carbon monoxide poisoning. *Am J Respir Crit Care Med.* 1 December 2012;186(11):1095-1101.

18. CELULITIS

1. Swartz MN. Clinical practice. Cellulitis. *N Engl J Med.* 26 February 2004;350(9):904-912.

2. Raff AB, Kroshinsky D. Cellulitis: a review. *JAMA.* July 2016;316(3):325-337.

3. Bernard P, Bedane C, Mounier M, Denis F, Catanzano G, Bonnetblanc JM. Streptococcal cause of erysipelas and cellulitis in adults. A microbiologic study using a direct immunofluorescence technique. *Arch Dermatol.* 1989;125(6):779.

4. Jeng A, Beheshti M, Li J, Nathan R. The role of beta-hemolytic streptococci in causing diffuse, nonculturable cellulitis: a prospective investigation. *Medicine* (Baltimore). 2010;89(4):217.

5. Perl B, Gottehrer NP, Raveh D, Schlesinger Y, Rudensky B, Yinnon AM. Cost-effectiveness of blood cultures for adult patients with cellulitis. *Clin Infect Dis.* 1999;29(6):1483.

6. Stevens DL, Bison AL, Chambers HF. Practice guidelines for the diagnosis and management of skin and soft-tissue infections. *Clin Infect Dis.* 15 November 2005;41(10):1373-1406.

7. Thomas KS, Crook AM, Nunn AJ, et al. Penicillin to prevent recurrent leg cellulitis. U.K. Dermatology Clinical Trials Network's PATCH I Trial Team. *N Engl J Med.* May 2013;368(18):1695-1703.

8. Klempner MS, Styrt B. Prevention of recurrent staphylococcal skin infections with low-dose oral clindamycin therapy. *JAMA.* 1988;260(18):2682.

9. Aboltins CA, Hutchinson AF, Sinnappu RN. Oral versus parenteral antimicrobials for the treatment of cellulitis: a randomized non-inferiority trial. *J Antimicrob Chemother.* February 2015;70(2):581-586.

10. Sabbaj A, Jensen B, Browning MA. Soft tissue infections and emergency department disposition: predicting the need for inpatient admission. *Acad Emerg Med.* December 2009;16(12):1290-1297.

11. Claeys KC, Lagnf AM, Patel TB, Jacob MG, Davis SL, Rybak MJ. Acute bacterial skin and skin structure infections treated with intravenous antibiotics in the emergency department or observational unit: experience at the Detroit Medical Center. *Infect Dis Ther.* June 2015; 4(2):173-186.

12. Stevens DL, Bisno AL, Chambers HF, et al. Practice guidelines for the diagnosis and management of skin and soft tissue infections: 2014 update by the Infectious Diseases Society of America. *Clin Infect Di.* 2014;59(2):e10.

13. Rajendran PM, Young D, Maurer T, et al. Randomized, double-blind, placebo-controlled trial of cephalexin for treatment of uncomplicated skin abscesses in a population at risk for community-acquired methicillin-resistant staphylococcus aureus infection. *Antimicrob Agents Chemother.* 2007;51(11):4044.

19. ENFERMEDAD PULMONAR OBSTRUCTIVA CRÓNICA (EPOC)

1. Buist AS, McBurnie MA, Vollmer WM, et al. International variation in the prevalence of COPD (the BOLD Study): a population-based prevalence study. *Lancet.* 2007;370(9589):741.

2. Stoller JK, Aboussouan LS. Alpha1-antitrypsin deficiency. *Lancet.* 2005; 365(9478): 2225-2236.

3. From the Global Strategy for the Diagnosis, Management and Prevention of COPD, Global Initiative for Chronic Obstructive Lung Disease (GOLD) 2017. http://goldcopd.org.

4. Rennard S, Decramer M, Calverley PM, et al. Impact of COPD in North America and Europe in 2000: subjects' perspective of Confronting COPD International Survey. *Eur Respir J.* 2002;20(4):799.

5. Badgett RG, Tanaka DJ, Hunt DK, et al. Can moderate chronic obstructive pulmonary disease be diagnosed by historical and physical findings alone? *Am J Med.* 1993;94(2):188.

6. Brusasco V, Martinez F. Chronic obstructive pulmonary disease. *Compr Physiol.* January 2014;4(1):1-31.

7. Kelly AM, McAlpine R, Kyle E. How accurate are pulse oximeters in patients with acute exacerbations of chronic obstructive airways disease? *Respir Med.* 2001;95(5):336.
8. Seemungal TA, Wilkinson TM, Hurst JR, Perera WR, Sapsford RJ, Wedzicha JA. Long-term erythromycin therapy is associated with decreased chronic obstructive pulmonary disease exacerbations. *Am J Respir Crit Care Med.* 2008;178(11):1139.
9. Puhan MA, Vollenweider D, Latshang T, Steurer J, Steurer-Stey C. Exacerbations of chronic obstructive pulmonary disease: when are antibiotics indicated? A systematic review. *Respir Res.* 4 April 2007;8:30.
10. Vollenweider DJ, Jarrett H, Steurer-Stey CA, Garcia-Aymerich J, Puhan MA. Antibiotics for exacerbations of chronic obstructive pulmonary disease. *Cochrane Database Syst Rev.* 12 December 2012;12:CD010257.
11. Rodrigo G, Pollack C, Rodrigo C, Rowe B. Heliox for treatment of exacerbations of chronic obstructive pulmonary disease. *Cochrane Database Syst Rev.* 2002;(2):CD003571.
12. Skorodin MS, Tenholder MF, Yetter B, et al. Magnesium sulfate in exacerbations of chronic obstructive pulmonary disease. *Arch Intern Med.* 13 March 1995;155(5):496-500.
13. Khan SY, O'Driscoll BR. Is nebulized saline a placebo in COPD? *BMC Pulm Med.* 30 September 2004;4:9.

20. ABRASIÓN DE LA CÓRNEA

1. Wipperman JL, Dorsch JN. Evaluation and management of corneal abrasions. *Am Fam Physician.* 15 January 2013;87(2):114-120.
2. Arey ML, Mootha VV, Whittemore AR, Chason DP, Blomquist PH. Computed tomography in the diagnosis of occult open-globe injuries. *Ophthalmology.* 2007;114(8):1448.
3. Brandt MT, Haug RH. Traumatic hyphema: a comprehensive review. *J Oral Maxillofac Surg.* 2001;59(12):1462.
4. Ahmed F, House RJ, Feldman BH. Corneal abrasions and corneal foreign bodies. *Prim Care.* September 2015;42(3):363-375.
5. Waldman N, Winrow B, Densie I, et al. An observational study to determine whether routinely sending patients home with a 24-hour supply of topical tetracaine from the Emergency Department for simple corneal abrasion pain is potentially safe. *Ann Emerg Med.* 2 May 2017;pii: S0196-0644(17)30195-30196.
6. Waldman N, Densie IK, Herbison P. Topical tetracaine used for 24 hours is safe and rated highly effective by patients for the treatment of pain caused by corneal abrasions: a double-blind, randomized clinical trial. *Acad Emerg Med.* April 2014;21(4):374-382.
7. Dargin JM, Lowenstein RA. The painful eye. *Emerg Med Clin North Am.* February 2008;26(1):199-216, viii.
8. Calder LA, Balasubramanian S, Fergusson D. Topical nonsteroidal anti-inflammatory drugs for corneal abrasions: meta-analysis of randomized trials. *Acad Emerg Med.* May 2005;12(5):467-473.

21. CRUP

1. Peltola V, Heikkinen T, Ruuskanen O. Clinical courses of croup caused by influenza and parainfluenza viruses. *Pediatr Infect Dis J.* 2002;21(1):76.
2. Bjornson CL, Johnson DW. Croup. *Lancet.* 2008;371(9609):329.
3. Clarke M, Allaire J. An evidence-based approach to the evaluation and treatment of croup in children. *Pediatr Emerg Med Pract.* 2012;9(9):1.
4. Mills JL, Spackman TJ, Borns P, Mandell GA, Schwartz W. The usefulness of lateral neck roentgenograms in laryngotracheobronchitis. *Am J Dis Child.* 1979;133(11):1140.
5. Cherry JD. Clinical practice. Croup. *N Engl J Med.* 24 January 2008;358(4):384-391.
6. Denny FW, Clyde WA Jr. Acute lower respiratory tract infections in nonhospitalized children. *J Pediatr.* 1986;108(5 Pt 1):635.
7. Alberta Medical Association. *Guideline for the diagnosis and management of croup.* [Internet]. University of Washington [actualizado en enero de 2008; citado el 15 de junio de 2017]. http://media.hsl.washington.edu/media/safranek/fpin/croup-guideline.pdf.
8. Petrocheilou A, Tanou K, Kalampouka E, Malakasioti G, Giannios C, Kaditis AG. Viral croup: diagnosis and a treatment algorithm. *Pediatr Pulmonol.* May 2014;49(5):421-429.
9. Moraa I, Sturman N, McGuire T, van Driel ML. Heliox for croup in children. *Cochrane Database Syst Rev.* 7 December 2013;(12):CD006822.
10. Thompson M, Vodicka TA, Blair PS, et al. Duration of symptoms of respiratory tract infections in children: systematic review. TARGET Programme Team. *BMJ.* 2013;347:f7027.
11. Dobrovoljac M, Geelhoed GC. 27 years of croup: an update highlighting the effectiveness of 0.15 mg/kg of dexamethasone. *Emerg Med Australas.* August 2009;21(4):309-314.

22. LESIÓN DE LA COLUMNA CERVICAL

1. Oteir AO, Smith K, Stoelwinder JU, Middleton J, Jennings PA. Should suspected cervical spinal cord injury be immobilised?: a systematic review. *Injury.* April 2015;46(4):528-535.
2. Rhee P, Kuncir EJ, Johnson L, et al. Cervical spine injury is highly dependent on the mechanism of injury following blunt and penetrating assault. *J Traum.* 2006;61(5):1166.
3. Stiell IG, Wells GA, Vandemheen KL, et al. The Canadian C-spine rule for radiography in alert and stable trauma patients. *JAMA.* 17 October 2001;286(15):1841-1848.
4. Greenbaum J, Walters N, Levy PD. An evidenced-based approach to radiographic assessment of cervical spine injuries in the emergency department. *J Emerg Med.* 2009;36(1):64.
5. Kanwar R, Delasobera BE, Hudson K, Frohna W. Emergency department evaluation and treatment of cervical spine injuries. *Emerg Med Clin North Am.* May 2015;33(2):241-282.
6. Hoffman JR, Mower WR, Wolfson AB, Todd KH, Zucker MI. Validity of a set of clinical criteria to rule out injury to the cervical spine in patients with blunt trauma. National Emergency X Radiography Utilization Study Group. *N Engl J Med.* 2000;343(2):94.
7. Garton HJ, Hammer MR. Detection of pediatric cervical spine injury. *Neurosurgery.* March 2008;62(3):700-708.

8. Hoffman JR, Wolfson AB, Todd K, Mower WR. Selective cervical spine radiography in blunt trauma: methodology of the National Emergency X-Radiography Utilization Study (NEXUS). *Ann Emerg Med.* 1998;32(4):461.
9. Griffen MM, Frykberg ER, Kerwin AJ, et al. Radiographic clearance of blunt cervical spine injury: plain radiograph or computed tomography scan? *J Trauma.* August 2003;55(2):222-226.
10. Breslin K, Agrawal D. The use of methylprednisolone in acute spinal cord injury: a review of the evidence, controversies, and recommendations. *Pediatr Emerg Care.* 2012;28(11):1238.

23. ENFERMEDAD VASCULAR CEREBRAL (EVC)

1. Jauch EC, Saver JL, Adams HP Jr, et al. Guidelines for the early management of patients with acute ischemic stroke: a guideline for healthcare professionals from the American Heart Association/American Stroke Association. *Stroke.* 2013;44(3):870.
2. Worster A. ACP Journal Club. Review: 3 prediction rules, particularly ABCD, identify ED patients who can be discharged with low risk for stroke after TIA. *Ann Intern Med.* 15 September 2009;151(6):JC3-JC15.
3. Demaerschalk BM, Kleindorfer DO, Adeoye OM, et al. Scientific rationale for the inclusion and exclusion criteria for intravenous alteplase in acute ischemic stroke: a statement for healthcare professionals from the American Heart Association/American Stroke Association. *Stroke.* 2016;47:581.
4. Summers D, Leonard A, Wentworth D, et al. Comprehensive overview of nursing and interdisciplinary care of the acute ischemic stroke patient: a scientific statement from the American Heart Association. *Stroke.* 2009;40(8):2911.
5. Burns JD, Green DM, Metivier K, DeFusco C. Intensive care management of acute ischemic stroke. *Emerg Med Clin North Am.* 2012;30(3):713.
6. Broderick J, Connolly S, Feldmann E, et al. Guidelines for the management of spontaneous intracerebral hemorrhage in adults: 2007 update: a guideline from the American Heart Association/American Stroke Association Stroke Council, High Blood Pressure Research Council, and the Quality of Care and Outcomes in Research Interdisciplinary Working Group. *Stroke.* 2007;38(6):2001.
7. Xian Y, Holloway RG, Chan PS, et al. Association between stroke center hospitalization for acute ischemic stroke and mortality. *JAMA.* 26 January 2011;305(4):373-380.

24. SÍNDROME DE VÓMITOS CÍCLICOS (SVC)

1. Li BU. Cyclic vomiting syndrome: light emerging from the black box. *J Pediatr.* 1999;135(3):276.
2. Gee S. On fitful or recurrent vomiting. *St Bartholomew Hospital Reports.* 1882;18:1.
3. Li BU, Lefevre F, Chelimsky GG, et al. North American Society for Pediatric Gastroenterology, Hepatology, and Nutrition consensus statement on the diagnosis and management of cyclic vomiting syndrome. *J Pediatr Gastroenterol Nutr.* 2008;47(3):379.

4. Allen JH, de Moore GM, Heddle R, Twartz JC. Cannabinoid hyperemesis: cyclical hyperemesis in association with chronic cannabis abuse. *Gut.* November 2004;53(11):1566-1570.

5. Pareek N, Fleisher DR, Abell T. Cyclic vomiting syndrome: what a gastroenterologist needs to know. *Am J Gastroenterol.* December 2007;102(12):2832-2840.

6. Welch KM. Scientific basis of migraine: speculation on the relationship to cyclic vomiting. *Dig Dis Sci.* 1999;44(8 Suppl):26S.

7. Tan ML, Liwanag MJ, Quak SH. Cyclical vomiting syndrome: recognition, assessment and management. *World J Clin Pediatr.* 8 August 2014;3(3):54-58.

8. Allen JH, de Moore GM, Heddle R, Twartz JC. Cannabinoid hyperemesis: cyclical hyperemesis in association with chronic cannabis abuse. *Gut.* 2004;53(11):1566.

9. Stanghellini V, Chan FK, Hasler WL, et al. Gastroduodenal disorders. *Gastroenterology.* May 2016;150(6):1380-1392.

10. Li BU, Lefevre F, Chelimsky GG, et al. North American Society for Pediatric Gastroenterology, Hepatology, and Nutrition consensus statement on the diagnosis and management of cyclic vomiting syndrome. *J Pediatr Gastroenterol Nutr.* September 2008;47(3):379-393.

11. Boles RG, Chun N, Senadheera D, Wong LJC. Cyclic vomiting syndrome and mitochondrial DNA mutations. *Lancet.* 1997;350(9087):1299.

12. Boles RG, Lovett-Barr MR, Preston A, Li BU, Adams K. Treatment of cyclic vomiting syndrome with co-enzyme Q10 and amitriptyline, a retrospective study. *BMC Neurol* 2010;10:10.

13. Boles RG, Adams K, Ito M, Li BU. Maternal inheritance in cyclic vomiting syndrome with neuromuscular disease. *Am J Med Genet A.* 2003;120A(4):474.

14. Prakash C, Clouse RE. Cyclic vomiting syndrome in adults: clinical features and response to tricyclic antidepressants. *Am J Gastroenterol.* 1999;94(10):2855.

15. Boles RG. High degree of efficacy in the treatment of cyclic vomiting syndrome with combined co-enzyme Q10, L-carnitine and amitriptyline, a case series. *BMC Neurol.* 2011;11:102.

16. Aschenbrenner DS. The FDA limits maximum IV dose of Ondansetron. *Am J Nur.* October 2012;112(10):48.

25. ABSCESO DENTAL

1. Robertson DP, Keys W, Rautemaa-Richardson R, Burns R, Smith AJ. Management of severe acute dental infections. *BMJ.* 24 March 2015;350:h1300.

2. Chow AW. Infections of the oral cavity, neck and head. En: Mandell GL, Dolin R, Blaser MJ, eds. *Principles and practices of infectious diseases.* 8th ed. Philadelphia, PA: Elsevier Churchill Livingstone, 2014:789.

3. Hurley MC, Heran MK. Imaging studies for head and neck infections. *Infect Dis Clin North Am.* 2007;21(2):305.

4. Brook I. Antibiotic resistance of oral anaerobic bacteria and their effect on the management of upper respiratory tract and head and neck infections. *Semin Respir Infect.* 2002;17(3):195.
5. Merry AF, Gibbs RD, Edward J, et al. Combined acetaminophen and ibuprofen for pain relief after oral surgery in adults: a randomized controlled trial. *Br J Anaesth.* January 2010;104(1):80-88.
6. Denisco RC, Kenna GA, O'Neil MG, et al. Prevention of prescription opioid abuse: the role of the dentist. *J Am Dent Assoc.* July 2011;142(7):800-810.
7. Baumgartner JC, Xia T. Antibiotic susceptibility of bacteria associated with endodontic abscesses. *J Endod.* January 2003;29(1):44-47.

26. CETOACIDOSIS DIABÉTICA (CAD)

1. Kitabchi AE, Umpierrez GE, Miles JM, Fisher JN. Hyperglycemic crises in adult patients with diabetes. *Diabetes Care.* July 2009;32(7):1335-1343.
2. Fulop M, Tannenbaum H, Dreyer N. Ketotic hyperosmolar coma. *Lancet.* 1973;2(7830):635.
3. Kebler R, McDonald FD, Cadnapaphornchai P. Dynamic changes in serum phosphorus levels in diabetic ketoacidosis. *Am J Med.* 1985;79(5):571.
4. Sheikh-Ali M, Karon BS, Basu A, et al. Can serum beta-hydroxybutyrate be used to diagnose diabetic ketoacidosis? *Diabetes Care.* April 2008;31(4):643-647.
5. Kitabchi AE, Umpierrez GE, Miles JM, Fisher JN. Hyperglycemic crises in adult patients with diabetes. *Diabetes Care.* 2009;32(7):1335.
6. Kitabchi AE, Murphy MB, Spencer J, Matteri R, Karas J. Is a priming dose of insulin necessary in a low-dose insulin protocol for the treatment of diabetic ketoacidosis? *Diabetes Care.* 2008;31(11):2081.
7. Umpierrez GE, Latif K, Stoever J, et al. Efficacy of subcutaneous insulin lispro versus continuous intravenous regular insulin for the treatment of patients with diabetic ketoacidosis. *Am J Med.* 2004;117(5):291.
8. Umpierrez GE, Cuervo R, Karabell A, Latif K, Freire AX, Kitabchi AE. Treatment of diabetic ketoacidosis with subcutaneous insulin aspart. *Diabetes Care.* 2004;27(8):1873.
9. Beigelman PM. Potassium in severe diabetic ketoacidosis. *Am J Med.* 1973;54(4):419.
10. Upala S, Jaruvongvanich V, Wijarnpreecha K. Hypomagnesemia and mortality in patients admitted to intensive care unit: a systematic review and meta-analysis. *QJM.* July 2016;109(7):453-459.
11. Wolfsdorf J, Glaser N, Sperling MA. Diabetic ketoacidosis in infants, children, and adolescents: a consensus statement from the American Diabetes Association. *American Diabetes Association Diabetes Care.* 2006;29(5):1150.
12. Bonkowsky JL, Filloux FM. Extrapontine myelinolysis in a pediatric case of diabetic ketoacidosis and cerebral edema. *J Child Neurol.* February 2003;18(2):144-147.

27. DIVERTICULITIS

1. Sugihara K, Muto T, Morioka Y, Asano A, Yamamoto T. Diverticular disease of the colon in Japan. A review of 615 cases. *Dis Colon Rectum.* 1984;27(8):531.
2. Nagorney DM, Adson MA, Pemberton JH. Sigmoid diverticulitis with perforation and generalized peritonitis. *Dis Colon Rectum.* 1985;28(2):71.
3. Ambrosetti P, Robert JH, Witzig JA, et al. Acute left colonic diverticulitis: a prospective analysis of 226 consecutive cases. *Surgery.* 1994;115(5):546.
4. Wilkins T, Embry K, George R. Diagnosis and management of acute diverticulitis. *Am Fam Physician.* 1 May 2013;87(9):612-620.
5. Laméris W, van Randen A, Bipat S, et al. Graded compression ultrasonography and computed tomography in acute colonic diverticulitis: meta-analysis of test accuracy. *Eur Radiol.* November 2008;18(11):2498-2511.
6. Biondo S, Golda T, Kreisler E, et al. Outpatient versus hospitalization management for uncomplicated diverticulitis: a prospective, multicenter randomized clinical trial (DIVER Trial). *Ann Surg.* 2014;259(1):38.
7. Feingold D, Steele SR, Lee S, et al. Practice parameters for the treatment of sigmoid diverticulitis. *Dis Colon Rectum.* March 2014;57(3):284-294.
8. Schechter S, Mulvey J, Eisenstat TE. Management of uncomplicated acute diverticulitis: results of a survey. *Dis Colon Rectum.* 1999;42(4):470.
9. Lau KC, Spilsbury K, Farooque Y, et al. Is colonoscopy still mandatory after a CT diagnosis of left-sided diverticulitis: can colorectal cancer be confidently excluded? *Dis Colon Rectum.* 2011;54(10):1265.

28. EPIGLOTITIS

1. Rotta AT, Wiryawan B. Respiratory emergencies in children. *Respir Care.* March 2003;48(3):248-258; discussion 258-260.
2. Abdallah C. Acute epiglottitis: trends, diagnosis and management. *Saudi J Anaesth.* July-September 2012;6(3):279-281.
3. Shah RK, Roberson DW, Jones DT. Epiglottitis in the Hemophilus influenzae type B vaccine era: changing trends. *Laryngoscope.* 2004;114(3):557.
4. Mayo-Smith MF, Spinale JW, Donskey CJ, Yukawa M, Li RH, Schiffman FJ. Acute epiglottitis. An 18-year experience in Rhode Island. *Chest.* 1995;108(6):1640.
5. Chroboczek T, Cour M, Hernu R, et al. Long-term outcome of critically ill adult patients with acute epiglottitis. *PLoS One.* 2015;10(5):e0125736.
6. Hammer J. Acquired upper airway obstruction. *Paediatr Respir Rev.* March 2004;5(1):25-33.
7. Ng HL, Sin LM, Li MF, Que TL, Anandaciva S. Acute epiglottitis in adults: a retrospective review of 106 patients in Hong Kong. *Emerg Med J.* 2008;25(5):253.
8. Damm M, Eckel HE, Jungehülsing M, Roth B. Management of acute inflammatory childhood stridor. *Otolaryngol Head Neck Surg.* 1999;121(5):633.

9. Ragosta KG, Orr R, Detweiler MJ. Revisiting epiglottitis: a protocol—the value of lateral neck radiographs. *J Am Osteopath Assoc.* 1997;97(4):227.
10. Schumaker HM, Doris PE, Birnbaum G. Radiographic parameters in adult epiglottitis. *Ann Emerg Med.* 1984;13(8):588.
11. Glynn F, Fenton JE. Diagnosis and management of supraglottitis (epiglottitis). *Curr Infect Dis Rep.* 2008;10(3):200.
12. Sobol SE, Zapata S. Epiglottitis and croup. *Otolaryngol Clin North Am.* 2008;41(3):551.
13. Rotta AT, Wiryawan B. Respiratory emergencies in children. *Respir Care.* March 2003;48(3):248-258; discussion 258-260.
14. Shah RK, Roberson DW, Jones DT. Epiglottitis in the Hemophilus influenzae type B vaccine era: changing trends. *Laryngoscope.* 2004;114(3):557.
15. Zoorob R, Sidani MA, Fremont RD, Kihlberg C. Antibiotic use in acute upper respiratory tract infections. *Am Fam Physician.* 1 November 2012;86(9):817-822.
16. O'Brien WT Sr, Lattin GE Jr. "My airway is closing". *J Fam Pract.* May 2005;54(5):423-425.
17. Baxter FJ, Dunn GL. Acute epiglottitis in adults. *Can J Anaesth.* 1988;35(4):428.
18. Guardiani E, Bliss M, Harley E. Supraglottitis in the era following widespread immunization against Haemophilus influenzae type B: evolving principles in diagnosis and management. *Laryngoscope.* November 2010;120(11):2183-2188.
19. Sack JL, Brock CD. Identifying acute epiglottitis in adults. High degree of awareness, close monitoring are key. *Postgrad Med.* July 2002;112(1):81-82, 85-86.

29. EPISTAXIS

1. Alvi A, Joyner-Triplett N. Acute epistaxis. How to spot the source and stop the flow. *Postgrad Med.* 1996;99(5):83.
2. Petruson B, Rudin R, Svärdsudd K. Is high blood pressure an aetiological factor in epistaxis? *ORL J Otorhinolaryngol Relat Spec.* 1977;39(3):155.
3. Viehweg TL, Roberson JB, Hudson JW. Epistaxis: diagnosis and treatment. *J Oral Maxillofac Surg.* 2006;64(3):511.
4. McGarry GW, Gatehouse S, Hinnie J. Relation between alcohol and nose bleeds. *BMJ.* 1994;309(6955):640.
5. Shakeel M, Trinidade A, Iddamalgoda T, Supriya M, Ah-See KW. Routine clotting screen has no role in the management of epistaxis: reiterating the point. *Eur Arch Otorhinolaryngol.* 2010;267(10):1641.
6. Hodgson D, Burdett-Smith P. Towards evidence-based emergency medicine: best BETs from the Manchester Royal Infirmary. BET 2: routine coagulation testing in adult patients with epistaxis. *Emerg Med J.* July 2011;28(7):633-634.
7. Morgan DJ, Kellerman R. Epistaxis: evaluation and treatment. *Prim Care.* March 2014;41(1):63-73.
8. Krempl GA, Noorily AD. Use of oxymetazoline in the management of epistaxis. *Ann Otol Rhinol Laryngol.* 1995;104(9 Pt 1):704.

9. Middleton PM. Epistaxis. *Emerg Med Australas.* 2004;16(5-6):428.

10. Zahid R, Moharamzadeh P, Alizadeharasi S, Ghasemi A, Saeedi M. A new and rapid method for epistaxis treatment using injectable form of tranexamic acid topically: a randomized controlled trial. *Am J Emerg Med.* September 2013;31(9):1389-1392.

11. Singer AJ, Blanda M, Cronin K, et al. Comparison of nasal tampons for the treatment of epistaxis in the emergency department: a randomized controlled trial. *Ann Emerg Med.* 2005;45(2):134.

12. Pollice PA, Yoder MG. Epistaxis: a retrospective review of hospitalized patients. *Otolaryngol Head Neck Surg.* 1997;117(1):49.

30. ERITEMA MULTIFORME

1. Assier H, Bastuji-Garin S, Revuz J, Roujeau JC. Erythema multiforme with mucous membrane involvement and Stevens-Johnson syndrome are clinically different disorders with distinct causes. *Arch Dermatol.* 1995;131(5):539.

2. Sassolas B, Haddad C, Mockenhaupt M, et al. ALDEN, an algorithm for assessment of drug causality in Stevens-Johnson Syndrome and toxic epidermal necrolysis: comparison with case-control analysis. *Clin Pharmacol Ther.* July 2010;88(1):60-68.

3. Huff JC, Weston WL, Tonnesen MG. Erythema multiforme: a critical review of characteristics, diagnostic criteria, and causes. *J Am Acad Dermatol.* 1983;8(6):763.

4. Huff JC. Erythema multiforme. *Dermatol Clin.* 1985;3(1):141.

5. Lamoreux MR, Sternbach MR, Hsu WT. Erythema multiforme. *Am Fam Physician.* 1 December 2006;74(11):1883-1888.

6. Ladizinski B, Carter JB, Lee KC, Aaron DM. Diagnosis of herpes simplex virus-induced erythema multiforme confounded by previous infection with Mycoplasma pneumonia. *J Drugs Dermatol.* 1 June 2013;12(6):707-709.

7. Bean SF, Quezada RK. Recurrent oral erythema multiforme. Clinical experience with 11 patients. *JAMA.* 1983;249(20):2810.

8. Sokumbi O, Wetter DA. Clinical features, diagnosis, and treatment of erythema multiforme: a review for the practicing dermatologist. *Int J Dermatol.* August 2012;51(8):889-902.

9. Creamer D, Walsh SA, Dziewulski P, et al. U.K. guidelines for the management of Stevens-Johnson syndrome/toxic epidermal necrolysis in adults 2016. *Br J Dermatol.* June 2016;174(6):1194-1227.

10. Schwartz RA, McDonough PH, Lee BW. Toxic epidermal necrolysis: Part II. Prognosis, sequelae, diagnosis, differential diagnosis, prevention, and treatment. *J Am Acad Dermatol.* August 2013;69(2):187.e1-187.e16; quiz 203-204.

11. Choonhakarn C, Limpawattana P, Chaowattanapanit S. Clinical profiles and treatment outcomes of systemic corticosteroids for toxic epidermal necrolysis: a retrospective study. *J Dermatol.* February 2016;43(2):156-161.

31. ETILENGLICOL

1. Sivilotti ML, Burns MJ, McMartin KE, Brent J. Toxicokinetics of ethylene glycol during fomepizole therapy: implications for management. *Ann Emerg Med.* 2000;36(2):114.

2. Kerns W II, Tomaszewski C, McMartin K, et al. Formate kinetics in methanol poisoning. Methylpyrazole for Toxic Alcohols. *J Toxicol Clin Toxicol.* 2002;40(2):137.

3. Gabow PA, Clay K, Sullivan JB, Lepoff R. Organic acids in ethylene glycol intoxication. *Ann Intern Med.* 1986;105(1):16.

4. Barceloux DG, Krenzelok EP, Olson K, Watson W. American Academy of Clinical Toxicology Practice Guidelines on the Treatment of Ethylene Glycol Poisoning. Ad Hoc Committee. *J Toxicol Clin Toxicol.* 1999;37(5):537.

5. Casavant MJ, Shah MN, Battels R. Does fluorescent urine indicate antifreeze ingestion by children? *Pediatrics.* 2001;107(1):113.

6. Wallace KL, Suchard JR, Curry SC, Reagan C. Diagnostic use of physicians' detection of urine fluorescence in a simulated ingestion of sodium fluorescein-containing antifreeze. *Ann Emerg Med.* 2001;38(1):49.

7. McMartin KE, Sebastian CS, Dies D, Jacobsen D. Kinetics and metabolism of fomepizole in healthy humans. *Clin Toxicol* (Phila). June 2012;50(5):375-383.

8. Nath R, Thind SK, Murthy MS, Farooqui S, Gupta R, Koul HK. Role of pyridoxine in oxalate metabolism. *Ann NY Acad Sci.* 1990;585:274-284.

9. Cheng JT, Beysolow TD, Kaul B, Weisman R, Feinfeld DA. Clearance of ethylene glycol by kidneys and hemodialysis. *J Toxicol Clin Toxicol.* 1987;25(1-2):95-108.

32. FIEBRE DE ORIGEN DESCONOCIDO

1. Petersdorf RG, Beeson PB. Fever of unexplained origin: report on 100 cases. *Medicine* (Baltimore). 1961;40:1.

2. Hayakawa K, Ramasamy B, Chandrasekar PH. Fever of unknown origin: an evidence-based review. *Am J Med Sci.* October 2012;344(4):307-316.

3. Hersch EC, Oh RC. Prolonged febrile illness and fever of unknown origin in adults. *Am Fam Physician.* 15 July 2014;90(2):91-96.

4. Freifeld AG, Bow EJ, Sepkowitz KA, et al. Clinical practice guideline for the use of antimicrobial agents in neutropenic patients with cancer: 2010 update by the infectious diseases society of America. *Clin Infect Dis.* 15 February 2011;52(4):e56-e93.

33. QUINTA ENFERMEDAD

1. Anderson LJ. Role of parvovirus B19 in human disease. *Pediatr Infect Dis J.* 1987; 6(8):711.

2. Waldman M, Kopp JB. Parvovirus B19 and the kidney. *Clin J Am Soc Nephrol.* 2007;2 Suppl 1:S47.

3. Servey JT, Reamy BV, Hodge J. Clinical presentations of parvovirus B19 infection. *Am Fam Physician.* 1 February 2007;75(3):373-376.
4. Mandel ED. Erythema infectiosum: recognizing the many faces of fifth disease. *JAAPA.* June 2009;22(6):42-46.

34. CUERPOS EXTRAÑOS

1. Halaas GW. Management of foreign bodies in the skin. *Am Fam Physician.* 1 September 2007;76(5):683-688.
2. Wyllie R. Foreign bodies in the gastrointestinal tract. *Curr Opin Pediatr.* 2006;18(5):563.
3. Uyemura MC. Foreign body ingestion in children. *Am Fam Physician.* 2005;72(2):287.
4. Schlesinger AE, Crowe JE. Sagittal orientation of ingested coins in the esophagus in children. *AJR Am J Roentgenol.* 2011;196(3):670.
5. Hussain SZ, Bousvaros A, Gilger M, et al. Management of ingested magnets in children. *J Pediatr Gastroenterol Nutr.* September 2012;55(3):239-242.
6. Litovitz T, Whitaker N, Clark L, White NC, Marsolek M. Emerging battery-ingestion hazard: clinical implications. *Pediatrics.* 2010;125(6):1168.

35. SANGRADO GASTROINTESTINAL (GI)

1. Srygley FD, Gerardo CJ, Tran T, Fisher DA. Does this patient have a severe upper gastrointestinal bleed? *JAMA.* 14 March 2012;307(10):1072-1079.
2. Wilkins T, Khan N, Nabh A, Schade RR. Diagnosis and management of upper gastrointestinal bleeding. *Am Fam Physician.* 1 March 2012;85(5):469-476.
3. Barkun A, Bardou M, Marshall JK, Nonvariceal Upper GI Bleeding Consensus Conference Group. Consensus recommendations for managing patients with nonvariceal upper gastrointestinal bleeding. *Ann Intern Med.* 2003;139(10):843.
4. Laine L, Jensen D. Management of patients with ulcer bleeding. *Am J Gastroenterol.* March 2012;107:345-360.
5. Cappell MS, Friedel D. Initial management of acute upper gastrointestinal bleeding: from initial evaluation up to gastrointestinal endoscopy. *Med Clin North Am.* 2008;92(3):491.
6. Ryan ML, Thorson CM, Otero CA, et al. Initial hematocrit in trauma: a paradigm shift? *J Trauma Acute Care Surg.* January 2012;72(1):54-59.
7. Bruns B, Lindsey M, Rowe K, et al. Hemoglobin drops within minutes of injuries and predicts need for an intervention to stop hemorrhage. *J Trauma.* August 2007;63(2):312-315.
8. Pallin DJ, Saltzman JR. Is nasogastric tube lavage in patients with acute upper GI bleeding indicated or antiquated? *Gastrointest Endosc.* 2011;74(5):981.
9. Baradarian R, Ramdhaney S, Chapalamadugu R, et al. Early intensive resuscitation of patients with upper gastrointestinal bleeding decreases mortality. *Am J Gastroenterol.* 2004;99(4):619.

10. Villanueva C, Colomo A, Bosch A, et al. Transfusion strategies for acute upper gastrointestinal bleeding. *N Engl J Med.* 2013;368(1):11.
11. Green FW Jr, Kaplan MM, Curtis LE, Levine PH. Effect of acid and pepsin on blood coagulation and platelet aggregation. A possible contributor prolonged gastroduodenal mucosal hemorrhage. *Gastroenterology.* 1978;74(1):38.
12. Bennett C, Klingenberg SL, Langholz E, Gluud LL. Tranexamic acid for upper gastrointestinal bleeding. *Cochrane Database Syst Rev.* 21 November 2014;(11):CD006640.
13. Blatchford O, Murray WR, Blatchford M. A risk score to predict need for treatment for upper-gastrointestinal haemorrhage. *Lancet.* 2000;356(9238):1318.
14. Le Jeune IR, Gordon AL, Farrugia D, Manwani R, Guha IN, James MW. Safe discharge of patients with low-risk upper gastrointestinal bleeding (UGIB): can the use of Glasgow-Blatchford Bleeding Score be extended? *Acute Med.* 2011;10(4):176-181.
15. Gralnek IM. Outpatient management of "low-risk" nonvariceal upper GI hemorrhage. Are we ready to put evidence into practice? *Gastrointest Endosc.* January 2002;55(1):131-134.

36. GLAUCOMA

1. Prum BE Jr, Rosenberg LF, Gedde SJ, et al. Primary open-angle glaucoma preferred practice pattern guidelines. *Ophthalmology.* 2016;123(1):41.
2. Kingman S. Glaucoma is the second leading cause of blindness globally. *Bull World Health Organ.* 2004;82(11):887.
3. Quigley HA. Glaucoma. *Lancet.* 16 April 2011;377(9774):1367-1377.
4. Worley A, Grimmer-Somers K. Risk factors for glaucoma: what do they really mean? *Aust J Prim Health.* 2011;17(3):233-239.
5. Leibowitz HM. The red eye. *N Engl J Med.* 2000;343(5):345.
6. Fresco BB. A new tonometer—the pressure phosphene tonometer: clinical comparison with Goldman tonometry. *Ophthalmology.* November 1998;105(11):2123-2126.
7. Tanna AP, Budenz DL, Bandi J, et al. Glaucoma progression analysis software compared with expert consensus opinion in the detection of visual field progression in glaucoma. *Ophthalmology.* March 2012;119(3):468-473.
8. Bonomi L, Marchini G, Marraffa M, Morbio R. The relationship between intraocular pressure and glaucoma in a defined population. Data from the Egna–Neumarkt glaucoma study. *Ophthalmologica.* January-February 2001;215(1):34-38.
9. Mohammadi SF, Mirhadi S, Mehrjardi HZ, et al. An algorithm for glaucoma screening in clinical settings and its preliminary performance profile. *J Ophthalmic Vis Res.* October 2013;8(4):314-320.
10. Aung T, Ang LP, Chan SP, Chew PT. Acute primary angle-closure: long-term intraocular pressure outcome in Asian eyes. *Am J Ophthalmol.* January 2001;131(1):7-12.
11. Shields SR. Managing eye disease in primary care. Part 3. When to refer for ophthalmologic care. *Postgrad Med.* 2000;108(5):99.

12. American Optometric Association. *Optometric Clinical Practice Guideline: Care of the Patient With Primary Angle Closure Glaucoma.* St. Louis, MO: American Optometric Association, 1994.

37. CEFALEA

1. Cady RK, Schreiber CP. Sinus headache or migraine? Considerations in making a differential diagnosis. *Neurology.* 2002;58(9 Suppl 6):S10.
2. Lipton RB, Bigal ME, Steiner TJ, Silberstein SD, Olesen J. Classification of primary headaches. *Neurology.* 2004;63(3):427.
3. Hainer BL, Matheson EM. Approach to acute headache in adults. *Am Fam Physician.* 15 May 2013;87(10):682-687.
4. Buring JE, Hebert P, Romero J, et al. Migraine and subsequent risk of stroke in the Physicians' Health Study. *Arch Neurol.* 1995;52(2):129.
5. Hagen K, Stovner LJ, Vatten L, Holmen J, Zwart JA, Bovim G. Blood pressure and risk of headache: a prospective study of 22,685 adults in Norway. *J Neurol Neurosurg Psychiatry.* 2002;72(4):463.
6. Gil-Gouveia R, Martins IP. Headaches associated with refractive errors: myth or reality? *Headache.* 2002;42(4):256.
7. Walker HK, Hall WD, Hurst JW, eds. *Clinical Methods: The History, Physical, and Laboratory Examinations.* 3rd ed. Boston, MA: Butterworths, 1990.
8. Tsushima Y, Endo K. MR imaging in the evaluation of chronic or recurrent headache. *Radiology.* 2005;235(2):575.
9. Perry JJ, Stiell IG, Sivilotti ML, et al. Clinical decision rules to rule out subarachnoid hemorrhage for acute headache. *JAMA.* 25 September 2013;310(12):1248-1255.
10. Edlow JA, Caplan LR. Avoiding pitfalls in the diagnosis of subarachnoid hemorrhage. *N Engl J Med.* 2000;342(1):29.
11. Douglas AC, Wippold FJ 2nd, Broderick DF, et al. ACR Appropriateness Criteria Headache. *J Am Coll Radiol.* July 2014;11(7):657-667.
12. Gonzalez-Gay MA, Lopez-Diaz MJ, Barros S, et al. Giant cell arteritis: laboratory tests at the time of diagnosis in a series of 240 patients. *Medicine* (Baltimore). September 2005;84(5):277-290.
13. Evans RW. Diagnostic testing for the evaluation of headaches. *Neurol Clin.* February 1996;14(1):1-26.
14. Evers S, Goadsby P, Jensen R, May A, Pascual J, Sixt G. Treatment of miscellaneous idiopathic headache disorders (Group 4 of the IHS classification)—report of an EFNS task force. *Eur J Neurol.* June 2011;18(6):803-812.

38. INSUFICIENCIA CARDIACA

1. Watson RDS, Gibbs CR, Lip GYH. ABC of heart failure: clinical features and complications. *BMJ.* 22 January 2000;320(7229): 236-239.

2. Allen LA, O'Connor CM. Management of acute decompensated heart failure. *CMAJ.* 13 March 2007;176(6):797-805.
3. Dosh SA. Diagnosis of heart failure in adults. *Am Fam Physician.* 1 December 2004;70(11):2145-2152.
4. Park JH, Balmain S, Berry C, Morton JJ, McMurray JJ. Potentially detrimental cardiovascular effects of oxygen in patients with chronic left ventricular systolic dysfunction. *Heart.* April 2010;96(7):533-538.
5. Yancy CW, Jessup M, Bozkurt B, et al. 2013 ACCF/AHA guideline for the management of heart failure: a report of the American College of Cardiology Foundation/American Heart Association Task Force on practice guidelines. *Circ.* 15 October 2013;128(16):e240-e327.
6. Elkayam U, Bitar F, Akhter MW, Khan S, Patrus S, Derakhshani M. Intravenous nitroglycerin in the treatment of decompensated heart failure: potential benefits and limitations. *J Cardiovasc Pharmacol Ther.* December 2004;9(4):227-241.
7. Mullens W, Abrahams Z, Francis GS, et al. Sodium nitroprusside for advanced low-output heart failure. *J Am Coll Cardiol.* 15 July 2008;52(3):200-207.
8. Graff L, Orledge J, Radford MJ, Wang Y, Petrillo M, Maag R. Correlation of the Agency for Health Care Policy and Research congestive heart failure admission guideline with mortality: peer review organization voluntary hospital association initiative to decrease events (PROVIDE) for congestive heart failure. *Ann Emerg Med.* October 1999;34(4 Pt 1):429-437.

39. HEMOPTISIS

1. Corder R. Hemoptysis. *Emerg Med Clin North Am.* May 2003;21(2):421-435.
2. Poe RH, Israel RH, Marin MG, et al. Utility of fiberoptic bronchoscopy in patients with hemoptysis and a nonlocalizing chest roentgenogram. *Chest.* 1988;93(1):70.
3. Ketai LH, Mohammed TL, Kirsch J, et al. ACR appropriateness criteria* hemoptysis. *J Thorac Imaging.* 2014;29(3):19.
4. Revel MP, Fournier LS, Hennebicque AS, et al. Can CT replace bronchoscopy in the detection of the site and cause of bleeding in patients with large or massive hemoptysis? *AJR Am J Roentgenol.* 2002;179(5):1217.
5. Larici AR, Franchi P, Occhipinti M, et al. Diagnosis and management of hemoptysis. *Diagn Interv Radiol.* July-August 2014;20(4):299-309.
6. Earwood JS, Thompson TD. Hemoptysis: evaluation and management. *Am Fam Physician.* 15 February 2015;91(4):243-249.
7. Khalil A, Soussan M, Mangiapan G, Fartoukh M, Parrot A, Carette MF. Utility of high-resolution chest CT scan in the emergency management of haemoptysis in the intensive care unit: severity, localization and aetiology. *Br J Radiol.* 2007;80(949):21.

40. HERPES ZÓSTER

1. Dworkin RH, Johnson RW, Breuer J, et al. Recommendations for the management of herpes zoster. *Clin Infect Dis.* 2007;(44 Suppl 1):S1.

2. Yawn BP, Saddier P, Wollan PC, St Sauver JL, Kurland MJ, Sy LS. A population-based study of the incidence and complication rates of herpes zoster before zoster vaccine introduction. *Mayo Clin Proc.* 2007;82(11):1341.

3. Jumaan AO, Yu O, Jackson LA, Bohlke K, Galil K, Seward JF. Incidence of herpes zoster, before and after varicella-vaccination-associated decreases in the incidence of varicella, 1992-2002. *J Infect Dis.* 2005;191(12):2002.

4. Harger JH, Ernest JM, Thurnau GR, et al. Risk factors and outcome of varicella-zoster virus pneumonia in pregnant women. *J Infect Dis.* 2002;185(4):422.

5. Paryani SG, Arvin AM. Intrauterine infection with varicella-zoster virus after maternal varicella. *N Engl J Med.* 1986;314(24):1542.

6. Hirschmann JV. Herpes zoster. *N Engl J Med.* 31 October 2013;369(18):1765.

7. Dworkin RH, Johnson RW, Breuer J, et al. Recommendations for the management of herpes zoster. *Clin Infect Dis.* 1 January 2007;44 Suppl 1:S1-S26.

8. Adour KK. Otological complications of herpes zoster. *Ann Neurol.* 1994;35 Suppl:S62.

9. Uscategui T, Dorée C, Chamberlain IJ, Burton MJ. Antiviral therapy for Ramsay Hunt syndrome (herpes zoster oticus with facial palsy) in adults. *Cochrane Database Syst Rev.* 8 October 2008;(4):CD006851.

10. Whitley RJ, Weiss H, Gnann JW Jr, et al. Acyclovir with and without prednisone for the treatment of herpes zoster. A randomized, placebo-controlled trial. The National Institute of Allergy and Infectious Diseases Collaborative Antiviral Study Group. *Ann Intern Med.* 1 September 1996;125(5):376-383.

11. Wilson JF. In the clinic. Herpes zoster. *Ann Intern Med.* 1 March 2011;154(5):ITC31-15; quiz ITC316.

12. Hempenstall K, Nurmikko TJ, Johnson RW, A'Hern RP, Rice ASC. Analgesic therapy in postherpetic neuralgia: a quantitative systematic review. *PLoS Med.* 2005; 2(7):e164.

13. Finnerup NB, Attal N, Haroutounian S, et al. Pharmacotherapy for neuropathic pain in adults: a systematic review and meta-analysis. *Lancet Neurol.* 2015;14(2):162.

41. HIPO

1. Kolodzik PW, Eilers MA. Hiccups (singultus): review and approach to management. *Ann Emerg Med.* 1991;20(5):565.

2. Samuels L. Hiccup: a ten year review of anatomy, etiology, and treatment. *Can Med Assoc J.* 1952;67(4):315.

3. Calsina-Berna A, García-Gómez G, González-Barboteo J, Porta-Sales J. Treatment of chronic hiccups in cancer patients: a systematic review. *J Palliat Med.* October 2012;15(10):1142-1150.

4. Marinella MA. Diagnosis and management of hiccups in the patient with advanced cancer. *J Support Oncol.* July-August 2009;7(4):122-127; 130.

5. Rousseau P. Hiccups. *South Med J.* 1995;88(2):175.

6. Marsot-Dupuch K, Bousson V, Cabane J, Tubiana JM. Intractable hiccups: the role of cerebral MR in cases without systemic cause. *Am J Neuroradiol.* 1995;16(10):2093.
7. Moretto EN, Wee B, Wiffen PJ, Murchison AG. Interventions for treating persistent and intractable hiccups in adults. *Cochrane Database Syst Rev.* 31 January 2013;(1):CD008768.
8. Peleg R, Peleg A. Case report: sexual intercourse as potential treatment for intractable hiccups. *Can Fam Physician.* August 2000;46:1631-1632.
9. Friedggod CE, Ripstein CB. Chlorpromazine (thorazine) in the treatment of intractable hiccups. *J Am Med Assoc.* 22 Januray 1955;157(4):309-310.
10. Guelaud C, Similowski T, Bizec JL, Cabane J, Whitelaw WA, Derenne JP. Baclofen therapy for chronic hiccup. *Eur Respir J.* February 1995;8(2):235-237.
11. Ramírez FC, Graham DY. Treatment of intractable hiccup with baclofen: results of a double-blind randomized, controlled, cross-over study. *Am J Gastroenterol.* 1992;87(12):1789.
12. Wang T, Wang D. Metoclopramide for patients with intractable hiccups: a multicentre, randomised, controlled pilot study. *Intern Med J.* 2014;44(12a):1205.
13. Porzio G, Aielli F, Verna L, Aloisi P, Galletti B, Ficorella C. Gabapentin in the treatment of hiccups in patients with advanced cancer: a 5-year experience. *Clin Neuropharmacol.* July 2010;33(4):179-180.
14. Kang JH, Bruera E. Hiccups during chemotherapy: what should we do? *J Palliat Med.* 18 July 2015;18(7):572.

42. FRACTURA DE CADERA

1. Brunner LC, Eshilian-Oates L, Kuo TY. Hip fractures in adults. *Am Fam Physician.* 1 February 2003;67(3):537-542.
2. Albertsson DM, Mellström D, Petersson C, Eggertsen R. Validation of a 4-item score predicting hip fracture and mortality risk among elderly women. *Ann Fam Med.* January-February 2007;5(1):48-56.
3. O'Connor PJ. A painful hip. *BMJ.* 15 September 2007;335(7619):563-564.
4. Frihagen F, Nordsletten L, Tariq R, Madsen JE. MRI diagnosis of occult hip fractures. *Acta Orthop.* 2005;76(4):524.
5. Adunsky A, Lichtenstein A, Mizrahi E, Arad M, Heim M. Blood transfusion requirements in elderly hip fracture patients. *Arch Gerontol Geriatr.* 2003;36(1):75.
6. Titler MG, Herr K, Schilling ML, et al. Acute pain treatment for older adults hospitalized with hip fracture: current nursing practices and perceived barriers. *Appl Nurs Res.* 2003;16(4):211.
7. Handoll HH, Queally JM, Parker MJ. Pre-operative traction for hip fractures in adults. *Cochrane Database Syst Rev.* 7 December 2011;(12):CD000168.
8. Moja L, Piatti A, Pecoraro V, et al. Timing matters in hip fracture surgery: patients operated within 48 hours have better outcomes. A meta-analysis and meta-regression of over 190,000 patients. *PLoS One.* 2012;7(10):e46175.

43. HIPERPOTASEMIA

1. McMorran S. Treatment of hyperkalaemia in the emergency department. *Emerg Med J.* May 2001;18(3):233.
2. Hollander-Rodriguez JC, Calvert JF Jr. Hyperkalemia. *Am Fam Physician.* 15 January 2006;73(2):283-290.
3. Van Mieghem C, Sabbe M, Knockaert D. The clinical value of the ECG in noncardiac conditions. *Chest.* April 2004;125(4):1561-1576.
4. Xu B, Murray M. Persistent hyperkalaemia. *Aust Fam Physician.* May 2009;38(5): 307-309.
5. Debono M; Ross RJ. Doses and steroids to be used in primary and central hypoadrenalism. *Ann Endocrinol* (Paris). 2007;68(4):265-267.
6. Parham WA, Mehdirad AA, Biermann KM, Fredman CS. Hyperkalemia revisited. *Tex Heart Inst J.* 2006;33(1):40-47.
7. Mahoney BA, Smith WA, Lo DS, Tsoi K, Tonelli M, Clase CM. Emergency interventions for hyperkalaemia. *Cochrane Database Syst Rev.* 18 April 2005;(2):CD003235.
8. Varriale P, Ngai L. Sodium polystyrene sulfonate use revisited. *Am J Med.* August 2014;127(8):e37.
9. Sterns RH, Rojas M, Bernstein P, Chennupati S. Ion-exchange resins for the treatment of hyperkalemia: are they safe and effective? *J Am Soc Nephrol.* 2010;21(5):733.
10. Blumberg A, Weidmann P, Shaw S, Gnädinger M. Effect of various therapeutic approaches on plasma potassium and major regulating factors in terminal renal failure. *Am J Med.* 1988;85(4):507.
11. Ingelfinger JR. A new era for the treatment of hyperkalemia? *N Engl J Med.* 2015;372(3):275.
12. Charytan D, Goldfarb DS. Indications for hospitalization of patients with hyperkalemia. *Arch Intern Med.* 2000;160(11):1605-1611.

44. EMERGENCIA HIPERTENSIVA

1. U.S. Department of Health and Human Services. *The seventh report of the Joint National Committee on prevention, detection, evaluation, and treatment of high blood pressure* [Internet]. National Heart, Lung, and Blood Institute; [mayo 2004; citado el 18 de junio de 2017]. https://www.nhlbi.nih.gov/files/docs/guidelines/jnc7full.pdf.
2. Katz JN, Gore JM, Amin A, et al. Practice patterns, outcomes, and end-organ dysfunction for patients with acute severe hypertension: the Studying the Treatment of Acute hypertension (STAT) registry. *Am Heart J.* October 2009;158(4):599-606.
3. Zeller KR, Von Kuhnert L, Matthews C. Rapid reduction of severe asymptomatic hypertension. A prospective, controlled trial. *Arch Intern Med.*1989;149(10):2186.
4. Mayer SA, Kurtz P, Wyman A, et al. Clinical practices, complications, and mortality in neurological patients with acute severe hypertension: the studying the treatment of acute hypertension registry. *Crit Care Med.* October 2011;39(10):2330-2336.

5. James PA, Oparil S, Carter BL, et al. 2014 evidence-based guideline for the management of high blood pressure in adults: report from the panel members appointed to the Eighth Joint National Committee (JNC 8). *JAMA.* 5 February 2014;311(5):507-520.

6. Martin JF, Higashiama E, Garcia E, et al. Hypertensive crisis profile. Prevalence and clinical presentation. *Arq Bras Cardiol.* August 2004;83(2):125-130; 131-136.

7. Johnson W, Nguyen ML, Patel R. Hypertension crisis in the emergency department. *Cardiol Cli.* November 2012;30(4):533-543.

8. Varon J, Marik PE. Clinical review: the management of hypertensive crises. *Crit Care.* October 2003;7(5):374-384.

9. Perez MI, Musini VM. Pharmacological interventions for hypertensive emergencies. *Cochrane Database Syst Rev.* 23 January 2008;(1):CD003653.

10. Marik PE, Varon J. Hypertensive crises: challenges and management. *Chest.* June 2007;131(6):1949-1962.

11. Souza LM, Riera R, Saconato H, Demathé A, Atallah AN. Oral drugs for hypertensive urgencies: systematic review and meta-analysis. *Sao Paulo Med J.* November 2009;127(6):366-372.

12. Elliott WJ. Hypertensive emergencies. *Crit Care Clin.* 2001;17(2):435.

13. Papadopoulos DP, Sanidas EA, Viniou NA, Chantziara V, Barbetseas I, Makris TK. Cardiovascular hypertensive emergencies. *Curr Hypertens Rep.* February 2015; 17(2):5.

14. Hemphill JC III, Greenberg SM, Anderson CS, et al. Guidelines for the management of spontaneous intracerebral hemorrhage: a guideline for healthcare professionals from the American Heart Association/American Stroke Association. *Stroke.* July 2015;46(7):2032-2060.

15. Manning L, Robinson TG, Anderson CS. Control of blood pressure in hypertensive neurological emergencies. *Curr Hypertens Rep.* June 2014;16(6):436.

45. HIPOPOTASEMIA

1. Gennari FJ. Hypokalemia. *N Engl J Med.* 13 August 1998;339(7):451-458.

2. Oram RA, McDonald TJ, Vaidya B. Investigating hypokalaemia. *BMJ.* 24 September 2013;347:f5137.

3. Comi G, Testa D, Cornelio F, Comola M, Canal N. Potassium depletion myopathy: a clinical and morphological study of six cases. *Muscle Nerve.* 1985;8(1):17.

4. Dalal BI, Brigden ML. Factitious biochemical measurements resulting from hematologic conditions. *Am J Clin Pathol.* February 2009;131(2):195-204.

5. Kraft MD, Btaiche IF, Sacks GS, Kudsk KA. Treatment of electrolyte disorders in adult patients in the intensive care unit. *Am J Health Syst Pharm.* 15 August 2005;62(16):1663-1682.

6. Adrogué HJ, Lederer ED, Suki WN, Eknoyan G. Determinants of plasma potassium levels in diabetic ketoacidosis. *Medicine* (Baltimore). 1986;65(3):163.

7. Hamill RJ, Robinson LM, Wexler HR, Moote C. Efficacy and safety of potassium infusion therapy in hypokalemic critically ill patients. *Crit Care Med.* 1991;19(5):694.
8. Drew BJ, Califf RM, Funk M, et al. Practice standards for electrocardiographic monitoring in hospital settings: an American Heart Association scientific statement from the Councils on Cardiovascular Nursing, Clinical Cardiology, and Cardiovascular Disease in the Young: endorsed by the International Society of Computerized Electrocardiology and the American Association of Critical-Care Nurses. *Circulation.* 2004;110(17):2721.
9. Gennari FJ. Hypokalemia. *N Engl J Med.* 1998;339(7):451.
10. Villamil MF, Deland EC, Henney RP, Maloney JV Jr. Anion effects on cation movements during correction of potassium depletion. *Am J Physiol.* 1975;229(1):161.

46. IMPÉTIGO

1. Bowen AC, Mahé A, Hay RJ, et al. The global epidemiology of impetigo: a systematic review of the population prevalence of impetigo and pyoderma. *PLoS One.* 2015;10(8):e0136789.
2. Dajani AS, Ferrieri P, Wannamaker LW. Natural history of impetigo. II. Etiologic agents and bacterial interactions. *J Clin Invest.* 1972;51(11):2863.
3. Cole C, Gazewood J. Diagnosis and treatment of impetigo. *Am Fam Physician.* 15 May 2007;75(6):859-864.
4. Stevens DL, Bisno AL, Chambers HF, et al. Practice guidelines for the diagnosis and management of skin and soft tissue infections: 2014 update by the infectious diseases society of America. *Clin Infect Dis.* 2014;59(2):147.
5. Siegel JD, Rhinehart E, Jackson M, Chiarello L; Health Care Infection Control Practices Advisory Committee. *2007 Guideline for isolation precautions: preventing transmission of infectious agents in healthcare settings.* [Internet]. Centers for Disease Control and Prevention; [2007; citado el 25 de mayo de 2017]. https://www.cdc.gov/niosh/docket/archive/pdfs/NIOSH-219/0219-010107-siegel.pdf.
6. Shope TR, Hashikawa AN. Exclusion of mildly ill children from childcare. *Pediatr Ann.* May 2012;41(5):204-208.

47. ENFERMEDAD INFLAMATORIA INTESTINAL

1. Silverberg MS, Satsangi J, Ahmad T, et al. Toward an integrated clinical, molecular and serological classification of inflammatory bowel disease: report of a Working Party of the 2005 Montreal World Congress of Gastroenterology. *Can J Gastroenterol.* 2005; (19 Suppl) A:5A.
2. Grucela A, Steinhagen RM. Current surgical management of ulcerative colitis. *Mt Sinai J Med.* December 2009;76(6):606-612.
3. Feuerstein JD, Cheifetz AS. Ulcerative colitis: epidemiology, diagnosis, and management. *Mayo Clin Proc.* November 2014;89(11):1553-1563.

4. Kornbluth A, Sachar DB. Ulcerative colitis practice guidelines in adults: American College of Gastroenterology, Practice Parameters Committee. *Am J Gastroenterol.* March 2010;105(3):501-523.

5. Poullis AP, Zar S, Sundaram KK, et al. A new, highly sensitive assay for c-reactive protein can aid the differentiation of inflammatory bowel disorders from constipation- and diarrhoea-predominant functional bowel disorders. *Eur J Gastroenterol Hepatol.* 2002;14(4):409.

6. Horsthuis K, Bipat S, Bennink RJ, Stoker J. Inflammatory bowel disease diagnosed with US, MR, scintigraphy, and CT: meta-analysis of prospective studies. *Radiology.* April 2008;247(1):64-79.

7. Biddle WL, Greenberger NJ, Swan JT, McPhee MS, Miner PB Jr. 5-Aminosalicylic acid enemas: effective agent in maintaining remission in left-sided ulcerative colitis. *Gastroenterology.* 1988;94(4):1075.

8. Marteau P, Probert CS, Lindgren S, et al. Combined oral and enema treatment with Pentasa (mesalazine) is superior to oral therapy alone in patients with extensive mild/moderate active ulcerative colitis: a randomised, double blind, placebo controlled study. *Gut.* 2005;54(7):960.

9. Safdi M, DeMicco M, Sninsky C, et al. A double-blind comparison of oral versus rectal mesalamine versus combination therapy in the treatment of distal ulcerative colitis. *Am J Gastroenterol.* 1997;92(10):1867.

10. Nugent FW, Roy MA. Duodenal Crohn's disease: an analysis of 89 cases. *Am J Gastroenterol.* 1989;84(3):249.

11. Steinhart AH, Feagan BG, Wong CJ, et al. Combined budesonide and antibiotic therapy for active Crohn's disease: a randomized controlled trial. *Gastroenterology.* 2002;123(1):33.

48. INTUSUSCEPCIÓN

1. Waseem M, Rosenberg HK. Intussusception. *Pediatr Emerg Care.* November 2008;24(11):793-800.

2. Erkan N, Haciyanli M, Yildirim M, Sayhan H, Vardar E, Polat AF. Intussusception in adults: an unusual and challenging condition for surgeons. *Int J Colorectal Dis.* 2005;20(5):452.

3. Mandeville K, Chien M, Willyerd FA, Mandell G, Hostetler MA, Bulloch B. Intussusception: clinical presentations and imaging characteristics. *Pediatr Emerg Care.* September 2012;28(9):842-844.

4. West KW, Stephens B, Vane DW, Grosfeld JL. Intussusception: current management in infants and children. *Surgery.* 1987;102(4):704.

5. Tenenbein M, Wiseman NE. Early coma in intussusception: endogenous opioid induced? *Pediatr Emerg Care.* March 1987;3(1):22-23.

6. Losek JD, Fiete RL. Intussusception and the diagnostic value of testing stool for occult blood. *Am J Emerg Med.* 1991;9(1):1.

7. Ko HS, Schenk JP, Tröger J, Rohrschneider WK. Current radiological management of intussusception in children. *Eur Radiol.* 2007;17(9):2411.
8. Saverino BP, Lava C, Lowe LH, Rivard DC. Radiographic findings in the diagnosis of pediatric ileocolic intussusception: comparison to a control population. *Pediatr Emerg Care.* 2010;26(4):281.
9. Navarro O, Daneman A. Intussusception. Part 3: diagnosis and management of those with an identifiable or predisposing cause and those that reduce spontaneously. *Pediatr Radiol.* 2004;34(4):305.
10. Riera A, Hsiao AL, Langhan ML, Goodman TR, Chen L. Diagnosis of intussusception by physician novice sonographers in the emergency department. *Ann Emerg Med.* September 2012;60(3):264-268.
11. Meier DE, Coln CD, Rescorla FJ, OlaOlorun A, Tarpley JL. Intussusception in children: international perspective. *World J Surg.* 1996;20(8):1035.

49. ENFERMEDAD DE KAWASAKI

1. Saguil A, Fargo M, Grogan S. Diagnosis and management of kawasaki disease. *Am Fam Physician.* 15 March 2015;91(6):365-371.
2. Ozdemir H, Ciftçi E, Tapisiz A, et al. Clinical and epidemiological characteristics of children with Kawasaki disease in Turkey. *J Trop Pediatr.* 2010;56(4):260.
3. Burns JC, Glodé MP. Kawasaki syndrome. *Lancet.* 2004;364(9433):533.
4. Shike H, Kanegaye JT, Best BM, Pancheri J, Burns JC. Pyuria associated with acute Kawasaki disease and fever from other causes. *Pediatr Infect Dis J.* 2009;28(5):440.
5. Harnden A, Takahashi M, Burgner D. Kawasaki disease. *BMJ.* 5 May 2009;338:b1514.
6. Newburger JW, Takahashi M, Gerber MA, et al. Diagnosis, treatment, and long-term management of Kawasaki disease: a statement for health professionals from the Committee on Rheumatic Fever, Endocarditis, and Kawasaki Disease, Council on Cardiovascular Disease in the Young, American Heart Association. *Pediatrics.* December 2004;114(6):1708-1733.
7. Yellen ES, Gauvreau K, Takahashi M, et al. Performance of 2004 American Heart Association recommendations for treatment of Kawasaki disease. *Pediatrics.* 2010;125(2):e234.
8. Terai M, Shulman ST. Prevalence of coronary artery abnormalities in Kawasaki disease is highly dependent on gamma globulin dose but independent of salicylate dose. *J Pediatr.* 1997;131(6):888.
9. Giglia TM, Massicotte MP, Tweddell JS, et al. Prevention and treatment of thrombosis in pediatric and congenital heart disease: a scientific statement from the American Heart Association. *Circulation.* 2013;128(24):2622.
10. Terai M, Shulman ST. Prevalence of coronary artery abnormalities in Kawasaki disease is highly dependent on gamma globulin dose but independent of salicylate dose. *J Pediatr.* 1997;131(6):888.

11. Newburger JW, Sleeper LA, McCrindle BW, et al. Randomized trial of pulsed corticosteroid therapy for primary treatment of Kawasaki disease. *N Engl J Med.* 2007;356(7):663.
12. Chen S, Dong Y, Yin Y, Krucoff MW. Intravenous immunoglobulin plus corticosteroid to prevent coronary artery abnormalities in Kawasaki disease: a meta-analysis. *Heart.* January 2013;99(2):76-82.

50. CÁLCULO RENAL

1. Singh P, Enders FT, Vaughan LE, et al. Stone composition among first-time symptomatic kidney stone formers in the community. *Mayo Clin Proc.* 2015;90(10):1356.
2. Preminger GM, Tiselius HG, Assimos DG, et al. 2007 Guideline for the management of ureteral calculi. *Eur Urol.* December 2007;52(6):1610-1631.
3. Miller OF, Kane CJ Time to stone passage for observed ureteral calculi: a guide for patient education. *J Urol.* September 1999;162(3 Pt 1):688-690; discussion 690-691.
4. Hiatt RA, Ettinger B, Caan B, Quesenberry CP Jr, Duncan D, Citron JT. Randomized controlled trial of a low animal protein, high fiber diet in the prevention of recurrent calcium oxalate kidney stones. *Am J Epidemiol.* 1996;144(1):25.
5. Taylor EN, Fung TT, Curhan GC. DASH-style diet associates with reduced risk for kidney stones. *J Am Soc Nephrol.* 2009;20(10):2253.
6. Press SM, Smith AD. Incidence of negative hematuria in patients with acute urinary lithiasis presenting to the emergency room with flank pain. *Urology.* 1995;45(5):753.
7. Preminger GM, Tiselius HG, Assimos DG, et al. 2007 guideline for the management of ureteral calculi. *J Urol.* 2007;178(6):2418.
8. Pearle MS, Goldfarb DS, Assimos DG, et al. Medical management of kidney stones: AUA guideline. *J Urol.* August 2014;192(2):316-324.
9. Assimos D, Krambeck A, Miller NL, et al. Surgical management of stones: American Urological Association/Endourological Society Guideline, PART II. *J Urol.* October 2016;196(4):1161-1169.
10. Pietrow PK, Karellas ME. Medical management of common urinary calculi. *Am Fam Physician.* 1 July 2006;74(1):86-94.
11. Moore CL, Bomann S, Daniels B, et al. Derivation and validation of a clinical prediction rule for uncomplicated ureteral stone—the STONE score: retrospective and prospective observational cohort studies. *BMJ.* 26 March 2014;348:g2191.
12. Coe FL, Parks JH, Asplin JR. The pathogenesis and treatment of kidney stones. *N Engl J Med.* 1992;327(16):1141.
13. Cordell WH, Wright SW, Wolfson AB, et al. Comparison of intravenous ketorolac, meperidine, and both (balanced analgesia) for renal colic. *Ann Emerg Med.* 1996;28(2):151.
14. Teichman JM. Clinical practice. Acute renal colic from ureteral calculus. *N Engl J Med.* 2004;350(7):684.

15. Safdar B, Degutis LC, Landry K, Vedere SR, Moscovitz HC, D'Onofrio G. Intravenous morphine plus ketorolac is superior to either drug alone for treatment of acute renal colic. *Ann Emerg Med.* 2006;48(2):173.

16. Pickard R, Starr K, MacLennan G, et al. Medical expulsive therapy in adults with ureteric colic: a multicentre, randomised, placebo-controlled trial. *Lancet.* 2015;386(9991):341.

17. Ye Z, Yang H, Li H, et al. A multicentre, prospective, randomized trial: comparative efficacy of tamsulosin and nifedipine in medical expulsive therapy for distal ureteric stones with renal colic. *BJU Int.* July 2011;108(2):276-279.

18. Worster AS, Bhanich Supapol W. Fluids and diuretics for acute ureteric colic. *Cochrane Database Syst Rev.* 15 February 2012;(2):CD004926.

19. Doluoglu OG, Demirbas A, Kilinc MF, et al. Can sexual intercourse be an alternative therapy for distal ureteral stones? A prospective, randomized, controlled study. *Urology.* July 2015;86(1):19-24.

51. MANEJO DE LACERACIONES

1. Forsch RT. Essentials of skin laceration repair. *Am Fam Physician.* 15 October 2008;78(8):945-951.

2. Zehtabchi S, Tan A, Yadav K, Badawy A, Lucchesi M. The impact of wound age on the infection rate of simple lacerations repaired in the emergency department. *Injury.* November 2012;43(11):1793-1798.

3. Hollander JE, Singer AJ. Laceration management. *Ann Emerg Med.* 1999;34(3):356.

4. Perelman VS, Francis GJ, Rutledge T, et al. Sterile versus nonsterile gloves for repair of uncomplicated lacerations in the emergency department: a randomized controlled trial. *Ann Emerg Med.* March 2004; 43(3):362-370.

5. Fernandez R, Griffiths R. Water for wound cleansing. *Cochrane Database Syst Rev.* 23 January 2008;(1):CD003861.

6. Bruns TB, Worthington JM. Using tissue adhesive for wound repair. *Am Fam Physician.* 2000;61(5):1383-1388.

7. Quinn J, Wells G, Sutcliffe T, et al. A randomized trial comparing octylcyanoacrylate tissue adhesive and sutures in the management of lacerations. *JAMA.* 1997;277(19):1527-1530.

8. Quinn J, Cummings S, Callaham M, Sellers K. Suturing versus conservative management of lacerations of the hand: randomised controlled trial. *BMJ.* 10 August 2002;325(7359):299.

9. Ud-din Z, Aslam M, Gull S. Towards evidence based emergency medicine: best BETs from the Manchester Royal Infirmary. Should minor mucosal tongue lacerations be sutured in children? *Emerg Med J.* February 2007;24(2):123-124.

10. Lamell CW, Fraone G, Casamassimo PS, Wilson, S. Presenting characteristics and treatment outcomes for tongue lacerations in children. *Pediatr Dent.* 1999;21(1):34.

11. Cummings P, Del Beccaro MA. Antibiotics to prevent infection of simple wounds: a meta-analysis of randomized studies. *Am J Emerg Med.* 1995;13:396-400.

52. SARAMPIÓN

1. Richardson M, Elliman D, Maguire H, Simpson J, Nicoll A. Evidence base of incubation periods, periods of infectiousness and exclusion policies for the control of communicable diseases in schools and preschools. *Pediatr Infect Dis J.* 2001;20(4):380.
2. Moss WJ, Griffin DE. Measles. *Lancet.* 14 January 2012;379(9811):153-164.
3. Rosen JB, Rota JS, Hickman CJ, et al. Outbreak of measles among persons with prior evidence of immunity, New York City, 2011. *Clin Infect Dis.* May 2014;58(9):1205-1210.
4. Steichen O, Dautheville S. Koplik spots in early measles. *CMAJ.* 3 March 2009; 180(5):583.
5. Abramson O, Dagan R, Tal A, Sofer S. Severe complications of measles requiring intensive care in infants and young children. *Arch Pediatr Adolesc Med.* 1995;149(11):1237.
6. Cherry JD. Measles virus. En: Feigin RD, Cherry JD, Demmler-Harrison GJ, et al., eds. *Textbook of Pediatric Infectious Diseases.* 6th ed. Philadelphia, PA: Saunders, 2009:2427.
7. Goodson JL, Seward JF. Measles 50 years after use of measles vaccine. *Infect Dis Clin North Am.* December 2015;29(4):725-743.
8. De Swart RL, Nur Y, Abdallah A, et al. Combination of reverse transcriptase PCR analysis and immunoglobulin M detection on filter paper blood samples allows diagnostic and epidemiological studies of measles. *J Clin Microbiol.* January 2001;39(1):270-273.
9. Ramsay M, Reacher M, O'Flynn C, et al. Causes of morbilliform rash in a highly immunised English population. *Arch Dis Child.* September 2002;87(3):202-206.
10. Atkinson W, Wolfe C, Hamborsky J, eds. *Epidemiology and Prevention of Vaccine-Preventable Diseases* (The Pink Book).12th ed. Washington, DC: The Public Health Foundation, 2011.
11. Atmar RL, Englund JA, Hammill H. Complications of measles during pregnancy. *Clin Infect Dis.* 1992;14(1):217.
12. Huiming Y, Chaomin W, Meng M. Vitamin A for treating measles in children. *Cochrane Database Syst Rev.* 19 October 2005;(4):CD001479.

53. CELULITIS ORBITARIA

1. Hauser A, Fogarasi S. Periorbital and orbital cellulitis. *Pediatr Rev.* June 2010;31(6):242-249.
2. Chandler JR, Langenbrunner DJ, Stevens ER. The pathogenesis of orbital complications in acute sinusitis. *Laryngoscope.* September 1970;80(9):1414-1428.
3. Zhang J, Stringer MD. Ophthalmic and facial veins are not valveless. *Clin Exp Ophthalmol.* 2010;38(5):502.
4. Nageswaran S, Woods CR, Benjamin DK Jr, Givner LB, Shetty AK. Orbital cellulitis in children. *Pediatr Infect Dis J.* 2006;25(8):695.

5. Uzcátegui N, Warman R, Smith A, Howard CW. Clinical practice guidelines for the management of orbital cellulitis. *J Pediatr Ophthalmol Strabismus.* 1998;35(2):73.
6. Sobol SE, Marchand J, Tewfik TL, Manoukian JJ, Schloss MD. Orbital complications of sinusitis in children. *J Otolaryngol.* 2002;31(3):131.
7. Mahalingam-Dhingra A, Lander L, Preciado DA, Taylormoore J, Shah RK. Orbital and periorbital infections: a national perspective. *Arch Otolaryngol Head Neck Surg.* 2011;137(8):769.
8. Pushker N, Tejwani LK, Bajaj MS, Khurana S, Velpandian T, Chandra M. Role of oral corticosteroids in orbital cellulitis. *Am J Ophthalmol.* July 2013;156(1):178-183.

54. INTOXICACIÓN POR ORGANOFOSFORADOS

1. Holstege CP, Borek HA. Toxidromes. *Crit Care Clin.* October 2012;28(4):479-498.
2. Indira M, Andrews MA, Rakesh TP. Incidence, predictors, and outcome of intermediate syndrome in cholinergic insecticide poisoning: a prospective observational cohort study. *Clin Toxicol* (Phila). 2013;51(9):838.
3. Johnson, MK. Mechanisms of and biomarkers for acute and delayed neuropathic effects of organophosphorus esters. En: Amaral-Mendes, J, Traviseds, CC eds. *Use of Biomarkers in Assessing Health and Environmental Impact of Chemical Pollutants. NATO Advanced Study Workshop.* Luso, Portugal: Plenum Press, 1993:169.
4. Levine M, Brooks DE, Truitt CA, Wolk BJ, Boyer EW, Ruha AM. Toxicology in the ICU: Part 1: general overview and approach to treatment. *Chest.* September 2011;140(3):795-806.
5. Eddleston M, Roberts D, Buckley N. Management of severe organophosphorus pesticide poisoning. *Crit Care.* 2002;6(3):259.
6. Johnson MK, Jacobsen D, Meredith TJ, et al. Evaluation of antidotes for poisoning by organophosphorus pesticides. *Emerg Med.* 2000;12:22.
7. Eyer P. The role of oximes in the management of organophosphorus pesticide poisoning. *Toxicol Rev.* 2003;22(3):165.
8. Schier JG, Hoffman RS. Treatment of sarin exposure. *JAMA.* 2004;291(2):182.
9. Eddleston M, Szinicz L, Eyer P, Buckley N. Oximes in acute organophosphorus pesticide poisoning: a systematic review of clinical trials. *QJM.* 2002;95(5):275.
10. Pawar KS, Bhoite RR, Pillay CP, Chavan SC, Malshikare DS, Garad SG. Continuous pralidoxime infusion versus repeated bolus injection to treat organophosphorus pesticide poisoning: a randomised controlled trial. *Lancet.* 2006;368(9553):2136.
11. Tuovinen K. Organophosphate-induced convulsions and prevention of neuropathological damages. *Toxicology.* 2004;196(1-2):31.
12. Tunnicliff G. Basis of the antiseizure action of phenytoin. *Gen Pharmacol.* 1996; 27:1091-1097.
13. Chen HY, Albertson TE, Olson KR. Treatment of drug-induced seizures. *Br J Clin Pharmacol.* September 2015;81(3):412-419.
14. Eddleston M, Juszczak E, Buckley NA, et al. Multiple-dose activated charcoal in acute self-poisoning: a randomised controlled trial. *Lancet.* 2008;371(9612):579.

55. PANCREATITIS

1. Tenner S, Baillie J, DeWitt J, Vege SS. American College of Gastroenterology guideline: management of acute pancreatitis. *Am J Gastroenterol.* September 2013;108(9):1400-1415; 1416.
2. Braganza JM, Lee SH, McCloy RF, McMahon MJ. Chronic pancreatitis. *Lancet.* 2 April 2011;377(9772):1184-1197.
3. Swaroop VS, Chari ST, Clain JE. Severe acute pancreatitis. *JAMA.* 2004;291(23):2865.
4. Banks PA, Freeman ML. Practice guidelines in acute pancreatitis. *Am J Gastroenterol.* 2006;101(10):2379.
5. Mookadam F, Cikes M. Images in clinical medicine. Cullen's and Turner's signs. *N Engl J Med.* September 2005;353(13):1386.
6. Marinella MA. Cullen's sign associated with metastatic thyroid cancer. *N Engl J Med.* 14 January 1999;340(2):149-150.
7. Banks PA, Bollen TL, Dervenis C, et al. Classification of acute pancreatitis—2012: revision of the Atlanta classification and definitions by international consensus. *Gut.* January 2013;62(1):102-111.
8. Yadav D, Agarwal N, Pitchumoni CS. A critical evaluation of laboratory tests in acute pancreatitis. *Am J Gastroenterol.* 2002;97(6):1309.
9. Rompianesi G, Hann A, Komolafe O, Pereira SP, Davidson BR, Gurusamy KS. Serum amylase and lipase and urinary trypsinogen and amylase for diagnosis of acute pancreatitis. *Cochrane Database Syst Rev.* 21 April 2017;4:CD012010.
10. Gumaste VV, Dave PB, Weissman D, Messer J. Lipase/amylase ratio. A new index that distinguishes acute episodes of alcoholic from nonalcoholic acute pancreatitis. *Gastroenterology.* November 1991;101(5):1361-1366.
11. Tenner S, Dubner H, Steinberg W. Predicting gallstone pancreatitis with laboratory parameters: a meta-analysis. *Am J Gastroenterol.* October 1994;89(10):1863-1866.
12. Ranson JH, Turner JW, Roses DF, Rifkind KM, Spencer FC. Respiratory complications in acute pancreatitis. *Ann Surg.* 1974;179(5):557.
13. Johnson C, Charnley R, Rowlands B, et al. UK guidelines for the management of acute pancreatitis. *Gut.* 2005;54 (3 Suppl):1.
14. Haydock MD, Mittal A, Wilms HR, Phillips A, Petrov MS, Windsor JA. Fluid therapy in acute pancreatitis: anybody's guess. *Ann Surg.* 2013;257(2):182.
15. Wu BU, Hwang JQ, Gardner TH, et al. Lactated ringer's solution reduces systemic inflammation compared with saline in patients with acute pancreatitis. *Clin Gastroenterol Hepatol.* 2011;9(8):710.
16. Ona XB, Comas DR, Urrútia G. Opioids for acute pancreatitis pain. *Cochrane Database Syst Rev.* 26 July 2013;(7):CD009179.
17. Helm JF, Venu RP, Geenen JE, et al. Effects of morphine on the human sphincter of Oddi. *Gut.* 1988;29(10):1402.
18. Tenner S, Baillie J, DeWitt J, Vege SS. American College of Gastroenterology guideline: management of acute pancreatitis. *Am J Gastroenterol.* 2013;108(9):1400.

19. AGA Institute Governing Board. AGA Institute medical position statement on acute pancreatitis. *Gastroenterology.* May 2007;132(5):2019-2021.
20. Working Group IAP/APA Acute Pancreatitis Guidelines. IAP/APA evidence-based guidelines for the management of acute pancreatitis. *Pancreatology.* July-August 2013;13 (4 Suppl 2):e1-e15.
21. Wu BU, Banks PA. Clinical management of patients with acute pancreatitis. *Gastroenterology.* June 2013;144(6):1272-1281.

56. ABSCESO PERIAMIGDALINO

1. Schraff S, McGinn JD, Derkay CS. Peritonsillar abscess in children: a 10-year review of diagnosis and management. *Int J Pediatr Otorhinolaryngol.* 2001;57(3):213.
2. Baldassari C, Shah RK. Pediatric peritonsillar abscess: an overview. *Infect Disord Drug Targets.* 12 August 2012;12(4):277-280.
3. Szuhay G, Tewfik TL. Peritonsillar abscess or cellulitis? A clinical comparative paediatric study. *J Otolaryngol.* 1998;27(4):206.
4. Powell J, Wilson JA. An evidence-based review of peritonsillar abscess. *Clin Otolaryngol.* April 2012;37(2):136-145.
5. Bandarkar AN, Adeyiga AO, Fordham MT, Preciado D, Reilly BK. Tonsil ultrasound: technical approach and spectrum of pediatric peritonsillar infections. *Pediatr Radiol.* June 2016;46(7):1059-1067.
6. Repanos C, Mukherjee P, Alwahab Y. Role of microbiological studies in management of peritonsillar abscess. *J Laryngol Otol.* August 2009;123(8):877-879.
7. Simons JP, Branstetter BF IV, Mandell DL. Bilateral peritonsillar abscesses: case report and literature review. *Am J Otolaryngol.* 2006;27(6):443.
8. Beahm ED, Elden LM. Bacterial infections of the neck. En: Burg FD, Ingelfinger JR, Polin RA, et al., eds. *Current Pediatric Therapy.* 18th ed. Philadelphia, PA: Saunders, 2006:1117.
9. Ban MJ, Nam Y, Park JH. Detection of peritonsillar abscess using smartphone-based thermal imaging. *Pak J Med Sci.* March-April 2017; 33(2):502-504.
10. Goldstein NA, Hammerschlag MR. Peritonsillar, retropharyngeal, and parapharyngeal abscesses. En: Feigin RD, Cherry JD, Demmler-Harrison GJ, et al, eds. *Textbook of Pediatric Infection Diseases.* 6th ed. Philadelphia, PA: Saunders, 2009:177.
11. Galioto NJ. Peritonsillar abscess. *Am Fam Physician.* 15 April 2017;95(8):501-506.
12. Johnson RF, Stewart MG, Wright CC. An evidence-based review of the treatment of peritonsillar abscess. *Otolaryngol Head Neck Surg.* 2003;128(3):332.
13. Yellon RF. Head and neck space infections. En: Bluestone CD, Casselbrant ML, Stool SE, et al., eds. *Pediatric Otolaryngology.* 4th ed. Philadelphia, PA: Saunders, 2003:1681.
14. Brodsky L, Sobie SR, Korwin D, Stanievich JF. A clinical prospective study of peritonsillar abscess in children. *Laryngoscope.* 1988;98(7):780.
15. Kim DK, Lee JW, Na YS, Kim MJ, Lee JH, Park CH. Clinical factor for successful nonsurgical treatment of pediatric peritonsillar abscess. *Laryngoscope.* 2015;125(11):2608.

16. Apostolopoulos NJ, Nikolopoulos TP, Bairamis TN. Peritonsillar abscess in children. Is incision and drainage an effective management? *Int J Pediatr Otorhinolaryngol.* 1995;31(2-3):129.
17. Ozbek C, Aygenc E, Tuna EU, Selcuk A, Ozdem C. Use of steroids in the treatment of peritonsillar abscess. *J Laryngol Otol.* 2004;118(6):439.
18. Hur K, Zhou S, Kysh L. Adjunct steroids in the treatment of peritonsillar abscess: a systematic review. *Laryngoscope.* May 2017;31:1-6.
19. Lamkin RH, Portt J. An outpatient medical treatment protocol for peritonsillar abscess. *Ear Nose Throat J.* October 2006;85(10):658; 660.

57. NEUMONÍA

1. Metlay JP, Fine MJ. Testing strategies in the initial management of patients with community-acquired pneumonia. *Ann Intern Med.* 2003;138(2):109.
2. Metlay JP, Kapoor WN, Fine MJ. Does this patient have community-acquired pneumonia? Diagnosing pneumonia by history and physical examination. *JAMA.* 1997;278(17):1440.
3. Watkins RR, Lemonovich TL. Diagnosis and management of community-acquired pneumonia in adults. *Am Fam Physician.* 1 June 2011;83(11):1299-1306.
4. Mandell LA, Wunderink RG, Anzueto A, et al. Infectious Diseases Society of America/American Thoracic Society consensus guidelines on the management of community-acquired pneumonia in adults. *Clin Infect Dis.* 1 March 2007;44 (2 Suppl) :S27-72.
5. Self WH, Balk RA, Grijalva CG, et al. Procalcitonin as a marker of etiology in adults hospitalized with community-acquired pneumonia. *Clin Infect Dis.* 15 July 2017;65(2):183-190.
6. Bafadhel M, Clark TW, Reid C, et al. Procalcitonin and C-reactive protein in hospitalized adult patients with community-acquired pneumonia or exacerbation of asthma or COPD. *Chest.* June 2011;139(6):1410-1418.
7. Schuetz P, Müller B, Christ-Crain M, et al. Procalcitonin to initiate or discontinue antibiotics in acute respiratory tract infections. *Cochrane Database Syst Rev.* 12 September 2012;(9):CD007498.
8. Campbell SG, Marrie TJ, Anstey R, Dickinson G, Ackroyd-Stolarz S. The contribution of blood cultures to the clinical management of adult patients admitted to the hospital with community-acquired pneumonia: a prospective observational study. *Chest.* 2003;123(4):1142.
9. The British Thoracic Society. Guidelines for the management of community-acquired pneumonia in adults admitted to hospital. *Br J Hosp Med.* 3-16 March 1993;49(5):346-350.

58. PREECLAMPSIA

1. American College of Obstetricians and Gynecologists. Hypertension in pregnancy. *Obstet Gynecol.* November 2013;122(5):1122-1131.
2. Cunningham FG, Lindheimer MD. Hypertension in pregnancy. *N Engl J Med.* 1992;326(14):927.

3. Leeman L, Fontaine P. Hypertensive disorders of pregnancy. *Am Fam Physician.* 1 July 2008;78(1):93-100.
4. Odegård RA, Vatten LJ, Nilsen ST, Salvesen KA, Austgulen R. Preeclampsia and fetal growth. *Obstet Gynecol.* 2000;96(6):950.
5. Thangaratinam S, Ismail KM, Sharp S, Coomarasamy A, Khan KS; Tests in Prediction of Pre-eclampsia Severity review group. Accuracy of serum uric acid in predicting complications of pre-eclampsia: a systematic review. *BJOG.* April 2006;113(4): 369-378.
6. Magee LA, Pels A, Helewa M, et al. Diagnosis, evaluation, and management of the hypertensive disorders of pregnancy: executive summary. *J Obstet Gynaecol Can.* May 2014;36(5):416-441.
7. Hauth JC, Ewell MG, Levine RJ, et al. Pregnancy outcomes in healthy nulliparas who developed hypertension. Calcium for Preeclampsia Prevention Study Group. *Obstet Gynecol.* 2000;95(1):24.
8. Waugh J, Bosio P, Shennan A, Halligan A. Inpatient monitoring on an outpatient basis: managing hypertensive pregnancies in the community using automated technologies. *J Soc Gynecol Investig.* January 2001;8(1):14-17.
9. Barton JR, Istwan NB, Rhea D, Collins A, Stanziano GJ. Cost-savings analysis of an outpatient management program for women with pregnancy-related hypertensive conditions. *Dis Manag.* 2006;9(4):236.
10. Turnbull DA, Wilkinson C, Gerard K, et al. Clinical, psychosocial, and economic effects of antenatal day care for three medical complications of pregnancy: a randomised controlled trial of 395 women. *Lancet.* 2004;363(9415):1104.
11. Berhan Y, Berhan A. Should magnesium sulfate be administered to women with mild pre-eclampsia? A systematic review of published reports on eclampsia. *J Obstet Gynaecol Res.* 2015;41(6):831.
12. Sibai BM. Magnesium sulfate prophylaxis in preeclampsia: lessons learned from recent trials. *Am J Obstet Gynecol.* 2004;190(6):1520.
13. Al-Safi Z, Imudia AN, Filetti LC, Hobson DT, Bahado-Singh RO, Awonuga AO. Delayed postpartum preeclampsia and eclampsia: demographics, clinical course, and complications. *Obstet Gynecol.* November 2011;118(5):1102-1107.
14. Sibai BM. Diagnosis, prevention, and management of eclampsia. *Obstet Gynecol.* 2005;105(2):402.
15. Lindenstrøm E, Boysen G, Nyboe J. Influence of systolic and diastolic blood pressure on stroke risk: a prospective observational study. *Am J Epidemiol.* 1995;142(12):1279.
16. Sibai BM. Magnesium sulfate prophylaxis in preeclampsia: lessons learned from recent trials. *Am J Obstet Gynecol.* 2004;190(6):1520.
17. Delgado-Escueta AV, Wasterlain C, Treiman DM, Porter RJ. Current concepts in neurology: management of status epilepticus. *N Engl J Med.* 1982;306(22):1337.

59. SEDACIÓN CONSCIENTE PROCEDIMENTAL

1. American Society of Anesthesiologists Task Force on Sedation and Analgesia by Non-Anesthesiologists. Practice guidelines for sedation and analgesia by non-anesthesiologists. *Anesthesiology.* 2002;96(4):1004.
2. Miller MA, Levy P, Patel MM. Procedural sedation and analgesia in the emergency department: what are the risks? *Emerg Med Clin North Am.* 2005;23(2):551.
3. Gan TJ. Pharmacokinetic and pharmacodynamic characteristics of medications used for moderate sedation. *Clin Pharmacokinet.* 2006;45(9):855.
4. Godwin SA, Burton JH, Gerardo CJ, et al. Clinical policy: procedural sedation and analgesia in the emergency department. *Ann Emerg Med.* February 2014;63(2):247-258.
5. Miner JR, Burton JH. Clinical practice advisory: emergency department procedural sedation with propofol. *Ann Emerg Med.* 2007;50(2):182.
6. Lamperti M. Adult procedural sedation: an update. *Curr Opin Anaesthesiol.* December 2015;28(6):662-667.
7. Swanson ER, Seaberg DC, Mathias S. The use of propofol for sedation in the emergency department. *Acad Emerg Med.* 1996;3(3):234.
8. Miner JR, Danahy M, Moch A, Biros M. Randomized clinical trial of etomidate versus propofol for procedural sedation in the emergency department. *Ann Emerg Med.* 2007;49(1):15.
9. Horn E, Nesbit SA. Pharmacology and pharmacokinetics of sedatives and analgesics. *Gastrointest Endosc Clin N Am.* 2004;14(2):247.
10. Bahn EL, Holt KR. Procedural sedation and analgesia: a review and new concepts. *Emerg Med Clin North Am.* 2005;23(2):503.
11. Newman DH, Azer MM, Pitetti RD, Singh S. When is a patient safe for discharge after procedural sedation? The timing of adverse effect events in 1367 pediatric procedural sedations. *Ann Emerg Med.* 2003;42(5):627.

60. EMBOLIA PULMONAR

1. Goldhaber SZ, Grodstein F, Stampfer MJ, et al. A prospective study of risk factors for pulmonary embolism in women. *JAMA.* 1997;277(8):642.
2. Busse LW, Vourlekis JS. Submassive pulmonary embolism. *Crit Care Clin.* July 2014;30(3):447-473.
3. Konstantinides SV, Torbicki A, Agnelli G, et al. 2014 ESC guidelines on the diagnosis and management of acute pulmonary embolism. *Eur Heart J.* 14 November 2014;35(43):3033-3069, 3069a-3069k.
4. van Belle A, Büller HR, Huisman MV, et al. Effectiveness of managing suspected pulmonary embolism using an algorithm combining clinical probability, D-dimer testing, and computed tomography. *JAMA.* 2006;295:172.
5. Stein PD, Beemath A, Matta F, et al. Clinical characteristics of patients with acute pulmonary embolism: data from PIOPED II. *Am J Med.* October 2007;120(10):871-879.

6. Raja AS, Greenberg JO, Qaseem A, et al. Evaluation of patients with suspected acute pulmonary embolism: best practice advice from the Clinical Guidelines Committee of the American College of Physicians. *Ann Intern Med.* 2015;163(9):701.

7. Chan WS, Ray JG, Murray S, Coady GE, Coates G, Ginsberg JS. Suspected pulmonary embolism in pregnancy: clinical presentation, results of lung scanning, and subsequent maternal and pediatric outcomes. *Arch Intern Med.* 2002;162(10):1170.

8. Leung AN, Bull TM, Jaeschke R, et al. An official American Thoracic Society/Society of Thoracic Radiology clinical practice guideline: evaluation of suspected pulmonary embolism in pregnancy. *Am J Respir Crit Care Med.* 2011; 184:1200.

9. Guyatt GH, Akl EA, Crowther M, Gutterman DD, Schuünemann HJ; American College of Chest Physicians Antithrombotic Therapy and Prevention of Thrombosis Panel. Executive summary: antithrombotic therapy and prevention of thrombosis, 9th ed: American College of Chest Physicians evidence-based clinical practice guidelines. *Chest.* February 2012;141(2 Suppl):7S-47S.

61. PIELONEFRITIS

1. Hooton TM. Clinical practice. Uncomplicated urinary tract infection. *N Engl J Med.* 15 March 2012;366(11):1028-1037.

2. Gupta K, Hooton TM, Naber KG, et al. International clinical practice guidelines for the treatment of acute uncomplicated cystitis and pyelonephritis in women: a 2010 update by the Infectious Diseases Society of America and the European Society for Microbiology and Infectious Diseases. *Clin Infect Dis.* 1 March 2011;52(5):e103-120.

3. Fairley KF, Carson NE, Gutch RC, et al. Site of infection in acute urinary-tract infection in general practice. *Lancet.* 1971;2(7725):615.

4. Colgan R, Williams M. Diagnosis and treatment of acute uncomplicated cystitis. *Am Fam Physician.* 1 October 2011;84(7):771-776.

5. Johnson JR, Vincent LM, Wang K, Roberts PL, Stamm WE. Renal ultrasonographic correlates of acute pyelonephritis. *Clin Infect Dis.* 1992;14(1):15.

6. Kawashima A, LeRoy AJ. Radiologic evaluation of patients with renal infections. *Infect Dis Clin North Am.* 2003;17(2):433.

7. Fihn SD. Clinical practice. Acute uncomplicated urinary tract infection in women. *N Engl J Med.* 17 July 2003;349(3):259-266.

8. MacFadden DR, Ridgway JP, Robicsek A, Elligsen M, Daneman N. Predictive utility of prior positive urine cultures. *Clin Infect Dis.* November 2014;59(9):1265-1271.

9. Peterson J, Kaul S, Khashab M, Fisher AC, Kahn JB. A double-blind, randomized comparison of levofloxacin 750 mg once-daily for five days with ciprofloxacin 400/500 mg twice-daily for 10 days for the treatment of complicated urinary tract infections and acute pyelonephritis. *Urology.* 2008;71(1):17.

10. Jepson RG, Mihaljevic L, Craig J. Cranberries for treating urinary tract infections. *Cochrane Database Syst Rev.* 2000;(2):CD001322.

11. Ramakrishnan K, Scheid DC. Diagnosis and management of acute pyelonephritis in adults. *Am Fam Physician*. 1 March 2005;71(5):933-942.
12. Foxman B, Klemstine KL, Brown PD. Acute pyelonephritis in US hospitals in 1997: hospitalization and in-hospital mortality. *Ann Epidemiol*. February 2003;13(2):144-150.

62. RABIA: MORDIDAS DE MAMÍFERO

1. Oehler, RL, Velez AP, Mizrachi M, Lamarche J, Gompf S. Bite-related and septic syndromes caused by cats and dogs. *Lancet Infect Dis*. July 2009;9(7):439-447.
2. Talan DA, Ciltron DM, Abrahamian F, Moran GJ, Goldstein EJ. Bacteriologic analysis of infected dog and cat bites. Emergency Medicine Animal Bite Infection Study Group. *N Engl J Med*. 14 January 1999;340(2):85-92.
3. Talan DA, Ciltron DM, Abrahamian F, et al. Clinical presentation and bacteriologic analysis of infected human bites in patients presenting to emergency departments. *Clin Infect Dis*. 1 December 2003;37(11):1481-1489.
4. Brook, J. 2009. Management of human and animal bite wound infection: an overview. *Curr Infect Dis Rep*. September 2009;11(5):389-395.
5. Iannelli A, Lupi G. Penetrating brain injuries from a dog bite in an infant. *Pediatr Neurosurg*. 2005;41(1):41.
6. Fleisher, kGR. The management of bite wounds. *N Engl J Med*. 14 January 1999;340(2):138-140.
7. Stevens DL, Bisno AL, Chambers HF, et al. Infectious Diseases Society of America. Practice guidelines for the diagnosis and management of skin and soft-tissue infections. *Clin Infect Dis*. 15 November 2005;41(10):1373-1496.
8. Stevens DL, Bisno AL, Chambers HF, et al. Practice guidelines for the diagnosis and management of skin and soft tissue infections. *Clin Infect Dis*. 15 November 2005;41(10):1373-1406.

63. SUBLUXACIÓN DE LA CABEZA RADIAL

1. Welch R, Chounthirath T, Smith GA. Radial head subluxation among young children in the United States associated with consumer products and recreational activities. *Clin Pediatr*. (Phila). 2017;56(8):707.
2. Macias CG, Wiebe R, Bothner J. History and radiographic findings associated with clinically suspected radial head subluxations. *Pediatr Emerg Care*. 2000;16(1):22.
3. Krul M, van der Wouden JC, van Suijlekom-Smit LW, et al. Manipulative interventions for reducing pulled elbow in young children. *Cochrane Database Syst Rev*. 18 January 2012;1:CD007759.
4. Macias CG, Bothner J, Wiebe R. A comparison of supination/flexion to hyperpronation in the reduction of radial head subluxations. *Pediatrics*. 1998;102(1):e10.

64. SECUENCIA RÁPIDA DE INTUBACIÓN (SRI)

1. Ramachandran SK, Cosnowski A, Shanks A, Turner CR. Apneic oxygenation during prolonged laryngoscopy in obese patients: a randomized, controlled trial of nasal oxygen administration. *J Clin Anesth.* 2010;22(3):164.
2. Sagarin MJ, Barton ED, Chng YM, Walls RM; National Emergency Airway Registry Investigators. Airway management by US and Canadian emergency medicine residents: a multicenter analysis of more than 6,000 endotracheal intubation attempts. *Ann Emerg Med.* October 2005;46(4):328-336.
3. Pandit JJ, Duncan T, Robbins PA. Total oxygen uptake with two maximal breathing techniques and the tidal volume breathing technique: a physiologic study of preoxygenation. *Anesthesiology.* 2003;99(4):841.
4. Ding ZN, Shibata K, Yamamoto K, Kobayashi T, Murakami S. Decreased circulation time in the upper limb reduces the lag time of the finger pulse oximeter response. *Can J Anaesth.* January 1992;39(1):87-89.
5. Ellis DY, Harris T, Zideman D. Cricoid pressure in emergency department rapid sequence tracheal intubations: a risk-benefit analysis. *Ann Emerg Med.* 2007;50(6):653.

65. VIRUS SINCITIAL RESPIRATORIO

1. American Academy of Pediatrics. Respiratory syncytial virus. En: Kimberlin DW, Brady MT, Jackson MA, et al, eds. *Red Book: 2015 Report of the Committee on Infectious Diseases.* 30th ed. Elk Grove Village, IL: American Academy of Pediatrics, 2015:667.
2. Hall CB, Weinberg GA, Iwane MK, et al. The burden of respiratory syncytial virus infection in young children. *N Engl J Med.* 2009;360(6):588.
3. Falsey AR, Walsh EE. Respiratory syncytial virus infection in adults. *Clin Microbiol Rev.* 2000;13(3):371.
4. Ralston SL, Lieberthal AS, Meissner HC, et al. Clinical practice guideline: the diagnosis, management, and prevention of bronchiolitis. *Pediatrics.* November 2014;134(5):e1474-e1502.
5. Hall CB, Walsh EE, Schnabel KC, et al. Occurrence of groups A and B of respiratory syncytial virus over 15 years: associated epidemiologic and clinical characteristics in hospitalized and ambulatory children. *J Infect Dis.* 1990;162(6):1283.
6. Erez DL, Yarden-Bilavsky H, Mendelson E, et al. Apnea induced by respiratory syncytial virus infection is not associated with viral invasion of the central nervous system. *Pediatr Infect Dis J.* 2014;33(8):880.
7. Uren EC, Williams AL, Jack I, Rees JW. Association of respiratory virus infections with sudden infant death syndrome. *Med J Aust.* 1980;1(9):417.
8. Purcell K, Fergie J. Lack of usefulness of an abnormal white blood cell count for predicting a concurrent serious bacterial infection in infants and young children hospitalized with respiratory syncytial virus lower respiratory tract infection. *Pediatr Infect Dis J.* April 2007;26(4):311-315.

9. Bordley WC, Viswanathan M, King VJ, et al. Diagnosis and testing in bronchiolitis: a systematic review. *Arch Pediatr Adolesc Med.* February 2004;158(2):119-126.

10. Ralston S, Hill V, Waters A. Occult serious bacterial infection in infants younger than 60 to 90 days with bronchiolitis: a systematic review. *Arch Pediatr Adolesc Med.* October 2011;165(10):951-956.

11. Hartling L, Bialy LM, Vandermeer B, et al. Epinephrine for bronchiolitis. *Cochrane Database Syst Rev.* 15 June 2011;(6):CD003123.

12. Blom D, Ermers M, Bont L, van Aalderen WM, van Woensel JB. Inhaled corticosteroids during acute bronchiolitis in the prevention of post-bronchiolitic wheezing. *Cochrane Database Syst Rev.* 24 January 2007;(1):CD004881.

13. Liu F, Ouyang J, Sharma AN, et al. Leukotriene inhibitors for bronchiolitis in infants and young children. *Cochrane Database Syst Rev.* 16 March 2015;(3):CD010636.

14. Sinha IP, McBride AK, Smith R, Fernandes RM. CPAP and high-flow nasal cannula oxygen in bronchiolitis. *Chest.* 2015;148(3):810.

15. Liet JM, Ducruet T, Gupta V, Cambonie G. Heliox inhalation therapy for bronchiolitis in infants. *Cochrane Database Syst Rev.* 18 September 2015;(9):CD006915.

16. Fernandes RM, Bialy LM, Vandermeer B, et al. Glucocorticoids for acute viral bronchiolitis in infants and young children. *Cochrane Database Syst Rev.* 4 June 2013;(6):CD004878.

17. Ricci V, Delgado Nunes V, Murphy MS, Cunningham S. Bronchiolitis in children: summary of NICE guidance. *BMJ.* 2 June 2015;350:h2305.

18. Bronchiolitis Guideline Team, Cincinnati Children's Hospital Medical Center. *Bronchiolitis pediatric evidence-based care guidelines* [2010; citado el 24 de febrero de 2015]. www.cincinnatichildrens.org/service/j/anderson-center/evidence-based-care/recommendations/topic.

19. Mansbach JM, Clark S, Piedra PA, et al. Hospital course and discharge criteria for children hospitalized with bronchiolitis. *J Hosp Med.* April 2015;10(4):205-211.

66. FIEBRE MACULOSA DE LAS MONTAÑAS ROCOSAS /ENFERMEDAD DE LYME

1. Dahlgren FS, Holman RC, Paddock CD, Callinan LS, McQuiston JH. Fatal Rocky Mountain spotted fever in the US, 1999 – 2007. *Am J Trop Med Hyg.* 1 April 2012; 86(4):713-719.

2. U.S. Department of Health and Human Services. *Rocky Mountain Spotted Fever (RMSF)* [Internet]. Centers for Disease Control and Prevention; [actualizado el 26 de junio de 2017; citado el 26 de julio de 2017]. https://www.cdc.gov/rmsf/index.html.

3. Hattwick MA, Retailliau H, O'Brien RJ, Slutzker M, Fontaine RE, Hanson B. Fatal Rocky Mountain spotted fever. *JAMA.* 1978;240:1499-1503.

4. Usatine RP, Sandy N. Dermatologic emergencies. *Am Fam Physician.* 2010;82(7):773.

5. Buckingham SC, Marshall GS, Schutze GE, et al. Clinical and laboratory features, hospital course, and outcome of Rocky Mountain spotted fever in children. *J Pediatr. February* 2007;150(2):180-184.

6. Walker DH. Rocky Mountain spotted fever: a disease in need of microbiological concern. *Clin Microbiol Rev.* July 1989;2(3):227-240.
7. Pickering L, Baker C, Kimberlin D, Long S, eds. *Red Book: 2009 Report of the Committee on Infectious Diseases.* 28th ed. Elk Grove Village, IL: American Academy of Pediatrics; 2009: 573-575.
8. Herbert WN, Seeds JW, Koontz WL, Cefalo RC. Rocky Mountain spotted fever in pregnancy: differential diagnosis and treatment. *South Med J.* September 1982;75(9):1063-1066.
9. Purvis JJ, Edwards MS. Doxycycline use for rickettsial disease in pediatric patients. *Pediatr Infect Dis J.* 2000;19:871-874.
10. Huntzinger A. Guidelines for the diagnosis and treatment of tick-borne rickettsial diseases. *Am Fam Physician.* 1 July 2007;76(1):137-139.

67. TRANSGRESIÓN DE FÁRMACOS CONTROLADOS

1. Rehm J, Marmet S, Anderson P, et al. Defining substance use disorders: do we really need more than heavy use? *Alcohol and Alcohol.* 1 November 2013;48(6):633-640.
2. Von Korff M, Dublin S, Walker RL, et al. The impact of opioid risk reduction initiatives on high-dose opioid prescribing for patients on chronic opioid therapy. *J Pain.* January 2016;17(1):101-110.
3. Ives TJ, Chelminski PR, Hammett-Stabler CA, et al. Predictors of opioid misuse in patients with chronic pain: a prospective cohort study. *BMC Health Serv Res.* 2006;6:46.
4. Liebschutz JM, Saitz R, Weiss RD, et al. Clinical factors associated with prescription drug use disorder in urban primary care patients with chronic pain. *J Pain.* 2010;11(11):1047.
5. Fleming MF, Balousek SL, Klessig CL, Mundt MP, Brown DD. Substance use disorders in a primary care sample receiving daily opioid therapy. *J Pain.* July 2007;8(7):573-582.
6. Chou R, Fanciullo GJ, Fine PG, et al. Clinical guidelines for the use of chronic opioid therapy in chronic noncancer pain. *J Pain.* 2009;10(2):113.
7. Dowell D, Haegerich TM, Chou R. CDC Guideline for prescribing opioids for chronic pain—United States, 2016. *MMWR Recomm Rep.* 2016;65(1):1.
8. Hegmann KT, Weiss MS, Bowden K, et al. ACOEM practice guidelines: opioids for treatment of acute, subacute, chronic, and postoperative pain. *J Occup Environ Med.* December 2014;56(12):e143-e159.
9. Blondell RD, Azadfard M, Wisniewski AM. Pharmacologic therapy for acute pain. *Am Fam Physician.* 1 June 2013;87(11):766-772.
10. Paulozzi LJ, Kilbourne EM, Shah NG, et al. A history of being prescribed controlled substances and risk of drug overdose death. *Pain Med.* January 2012;13(1):87-95.
11. Berge KH, Dillon KR, Sikkink KM, Taylor TK, Lanier WL. Diversion of drugs within health care facilities, a multiple-victim crime: patterns of diversion, scope, consequences, detection, and prevention. *Mayo Clin Proc.* July 2012; 87(7): 674-682.

68. TOXICIDAD POR SALICILATOS

1. American College of Medical Toxicology. Guidance document: management priorities in salicylate toxicity. *J Med Toxicol.* March 2015;11(1):149-152.
2. O'Malley GF. Emergency department management of the salicylate-poisoned patient. *Emerg Med Clin North Am.* 2007;25(2):333.
3. Dargan PI, Wallace CI, Jones AL. An evidence based flowchart to guide the management of acute salicylate (aspirin) overdose. *Emerg Med J.* May 2002;19(3):206-209.
4. Hill JB. Salicylate intoxication. *N Engl J Med.* 1973;288(21):1110.
5. Greenberg MI, Hendrickson RG, Hofman M. Deleterious effects of endotracheal intubation in salicylate poisoning. *Ann Emerg Med.* 2003;41(4):583.
6. Leatherman JW, Schmitz PG. Fever, hyperdynamic shock, and multiple-system organ failure. A pseudo-sepsis syndrome associated with chronic salicylate intoxication. *Chest.* 1991;100(5):1391.
7. Barone JA, Raia JJ, Huang YC. Evaluation of the effects of multiple-dose activated charcoal on the absorption of orally administered salicylate in a simulated toxic ingestion model. *Ann Emerg Med.* 1988;17(1):34.
8. Proudfoot AT, Krenzelok EP, Vale JA. Position Paper on urine alkalinization. *J Toxicol Clin Toxicol.* 2004;42(1):1.
9. Thurston JH, Pollock PG, Warren SK, Jones EM. Reduced brain glucose with normal plasma glucose in salicylate poisoning. *J Clin Invest.* 1970;49(11):2139.
10. Juurlink DN, Gosselin S, Kielstein JT, et al. Extracorporeal treatment for salicylate poisoning: systematic review and recommendations from the EXTRIP workgroup. *Ann Emerg Med.* August 2015;66(2):165-181.

69. SEPSIS

1. Singer M, Deutschman CS, Seymour CW, et al. The third international consensus definitions for sepsis and septic shock (Sepsis-3). *JAMA.* 23 February 2016;315(8):801-810.
2. [Sin autores publicados]. American College of Chest Physicians/Society of Critical Care Medicine Consensus Conference: definitions for sepsis and organ failure and guidelines for the use of innovative therapies in sepsis. *Crit Care Med.* 20 June 1992;20(6):864-874.
3. Sands KE, Bates DW, Lanken PN, et al. Epidemiology of sepsis syndrome in 8 academic medical centers. Academic Medical Center Consortium Sepsis Project Working Group *JAMA.* 1997;278(3):234.
4. Vincent JL, Bihari DJ, Suter PM, et al. The prevalence of nosocomial infection in intensive care units in Europe. Results of the European Prevalence of Infection in Intensive Care (EPIC) Study. EPIC International Advisory Committee. *JAMA.* 1995;274(8):639.
5. Jones GR, Lowes JA. The systemic inflammatory response syndrome as a predictor of bacteraemia and outcome from sepsis. *QJM.* 1996;89(7):515.
6. Seigel TA, Cocchi MN, Salciccioli J, et al. Inadequacy of temperature and white blood cell count in predicting bacteremia in patients with suspected infection. *J Emerg Med.* March 2012;42(3):254-259.

7. Dellinger RP, Levy MM, Rhodes A, et al. Surviving sepsis campaign: international guidelines for management of severe sepsis and septic shock: 2012. *Crit Care Me.* February 2013;41(2):580-637.
8. Vincent JL, Moreno R, Takala J, et al. The SOFA (Sepsis-related Organ Failure Assessment) score to describe organ dysfunction/failure. On behalf of the working group on sepsis-related problems of the European Society of Intensive Care Medicine. *Intensive Care Med.* July 1996;22(7):707-710.
9. Rhodes A, Evans LE, Alhazzani W, et al. Surviving Sepsis Campaign: international guidelines for management of sepsis and septic shock: 2016. *Intensive Care Med.* March 2017;43(3):304-377.
10. Fridkin SK, Hageman JC, Morrison M, et al. Methicillin-resistant staphylococcus aureus disease in three communities. Active Bacterial Core Surveillance Program of the Emerging Infections Program Network. *N Engl J Med.* 2005;352(14):1436.
11. Martin C, Papazian L, Perrin G, Saux P, Gouin F. Norepinephrine or dopamine for the treatment of hyperdynamic septic shock? *Chest.* 1993;103(6):1826.
12. Hollenberg SM, Ahrens TS, Annane D, et al. Practice parameters for hemodynamic support of sepsis in adult patients: 2004 update. *Crit Care Med.* 2004;32(9):1928.

70. DOLOR DE GARGANTA

1. Harris AM, Hicks LA, Qaseem A. Appropriate antibiotic use for acute respiratory tract infection in adults: advice for high-value care from the American College of Physicians and the Centers for Disease Control and Prevention. *Ann Intern Med.* 15 March 2016;164(6):425-434.
2. Centers for Disease Control and Prevention. *About diphtheria* [Internet]. National Center for Immunization and Respiratory Disease, Division of Bacterial Diseases; [actualizado el 15 de enero de 2016; citado el 25 de mayo de 2017].https://www.cdc.gov/diphtheria/about/index.html.
3. Luzuriaga K, Sullivan JL. Infectious mononucleosis. *N Engl J Med* 2010;362(21):1993.
4. Huovinen P, Little P, Verheij T. Guideline for the management of acute sore throat. *Clin Microbiol Infect.* 2012;18 (1 Suppl):1.
5. Lathadevi HT, Karadi RN, Thobbi RV, Guggarigoudar SP, Kulkarni NH. Isolated uvulitis: an uncommon but not a rare clinical entity. *Indian J Otolaryngol Head Neck Surg.* April 2005;57(2):139-140.
6. Shulman ST, Bisno AL, Clegg HW, et al. Clinical practice guideline for the diagnosis and management of group A streptococcal pharyngitis: 2012 update by the Infectious Diseases Society of America. *Clin Infect Dis.* 15 November 2012;55(10):e86-e102.
7. Hayward GN, Hay AD, Moore MV, et al. Effect of oral dexamethasone without immediate antibiotics vs placebo on acute sore throat in adults. *JAMA.* 2017;317(15):1535-1543.
8. Korb K, Scherer M, Chenot JF. Steroids as adjuvant therapy for acute pharyngitis in ambulatory patients: a systematic review. *Ann Fam Med.* January 2010;8(1):58-63.
9. Tasar A, Yanturali S, Topacoglu H, Ersoy G, Unverir P, Sarikaya S. Clinical efficacy of dexamethasone for acute exudative pharyngitis. *J Emerg Med.* 2008;35(4):363-367.

10. Hayward G, Thompson MJ, Perera R, Glasziou PP, Del Mar CB, Heneghan CJ. Corticosteroids as standalone or add-on treatment for sore throat. *Cochrane Database Syst Rev*. 17 October 2012;10:CD008268.

11. Olsson B, Olsson B, Tibblin G. Effect of patients' expectations on recovery from acute tonsillitis. *Fam Pract*. September 1989;6(3):188-192.

12. Brook I, Gober AE. Persistence of group A beta-hemolytic streptococci in toothbrushes and removable orthodontic appliances following treatment of pharyngotonsillitis. *Arch Otolaryngol Head Neck Surg*. September 1998;124(9):993-995.

13. Kikuta H, Shibata M, Nakata S, et al. Efficacy of antibiotic prophylaxis for intrafamilial transmission of group A beta-hemolytic streptococci. *Pediatr Infect Dis J*. February 2007;26(2):139-141.

14. Gerber MA, Baltimore RS, Eaton CB, et al. Prevention of rheumatic fever and diagnosis and treatment of acute Streptococcal pharyngitis: a scientific statement from the American Heart Association Rheumatic Fever, Endocarditis, and Kawasaki Disease Committee of the Council on Cardiovascular Disease in the Young, the Interdisciplinary Council on Functional Genomics and Translational Biology, and the Interdisciplinary Council on Quality of Care and Outcomes Research: endorsed by the American Academy of Pediatrics. *Circulation*. 24 March 2009;119(11):1541-1551.

71. TROMBOFLEBITIS SUPERFICIAL

1. Decousus H, Frappé P, Accassat S, et al. Epidemiology, diagnosis, treatment and management of superficial-vein thrombosis of the legs. *Best Pract Res Clin Haematol*. September 2012;25(3):275-284.

2. Cannegieter SC, Horváth-Puhó E, Schmidt M, et al. Risk of venous and arterial thrombotic events in patients diagnosed with superficial vein thrombosis: a nationwide cohort study. *Blood*. 2015;125(2):229.

3. Tait C, Baglin T, Watson H, et al. Guidelines on the investigation and management of venous thrombosis at unusual sites. *Br J Haematol*. October 2012;159(1):28-38.

4. Bernardi E, Camporese G, Büller HR, et al. Serial 2-point ultrasonography plus d-dimer vs whole-leg color-coded doppler ultrasonography for diagnosing suspected symptomatic deep vein thrombosis: a randomized controlled trial. *JAMA*. 2008;300(14):1653.

5. Blumenberg RM, Barton E, Gelfand ML, Skudder P, Brennan J. Occult deep venous thrombosis complicating superficial thrombophlebitis. *J Vasc Surg*. 1998;27(2):338.

6. Binder B, Lackner HK, Salmhofer W, Kroemer S, Custovic J, Hofmann-Wellenhof R. Association between superficial vein thrombosis and deep vein thrombosis of the lower extremities. *Arch Dermatol*. 2009;145(7):753.

7. Guex JJ. Thrombotic complications of varicose veins. A literature review of the role of superficial venous thrombosis. *Dermatol Surg*. 1996;22(4):378.

8. Carrier M, Le Gal G, Wells PS, Fergusson D, Ramsay T, Rodger MA. Systematic review: the Trousseau syndrome revisited: should we screen extensively for cancer in patients with venous thromboembolism? *Ann Intern Med*. 2008;149(5):323.

9. Cannegieter SC, Horváth-Puhó E, Schmidt M, et al. Risk of venous and arterial thrombotic events in patients diagnosed with superficial vein thrombosis: a nationwide cohort study. *Blood.* 8 January 2015;125(2):229-235.
10. Kearon C, Akl EA, Ornelas J, et al. Antithrombotic therapy for VTE disease: CHEST guideline and expert panel report. *Chest.* 2016;149(2):315.
11. Cosmi B. Management of superficial vein thrombosis. *J Thromb Haemost.* July 2015;13(7):1175-1183.
12. Decousus H, Prandoni P, Mismetti P, et al. Fondaparinux for the treatment of superficial-vein thrombosis in the legs. *N Engl J Med.* 23 September 2010;363(13):1222-1232.
13. Décousus H, Brégeault MF; Darmon JY, et al. A pilot randomized double-blind comparison of a low-molecular-weight heparin, a nonsteroidal anti-inflammatory agent, and placebo in the treatment of superficial vein thrombosis. *Arch Intern Med.* 28 July 2003;163(14):1657-1663.
14. Kalodiki E, Stvrtinova V, Allegra C, et al. Superficial vein thrombosis: a consensus statement. *Int Angiol.* June 2012;31(3):203-216.
15. Kearon C, Akl EA, Comerota AJ, et al. Antithrombotic therapy for VTE disease: Antithrombotic therapy and prevention of thrombosis, 9th ed: American College of Chest Physicians evidence-based clinical practice guidelines. *Chest.* February 2012;141(2 Suppl):e419S-e496S.

72. SÍNCOPE

1. Soteriades ES, Evans JC, Larson MG, et al. Incidence and prognosis of syncope. *N Engl J Med.* 19 September 2002;347(12):878-885.
2. Jhanjee R, van Dijk JG, Sakaguchi S, Benditt DG. Syncope in adults: terminology, classification, and diagnostic strategy. *Pacing Clin Electrophysiol.* October 2006;29(10):1160-1169.
3. Linzer M, Yang EH, Estes NA 3rd, Wang P, Vorperian VR, Kapoor WN. Diagnosing syncope. Part 1: value of history, physical examination, and electrocardiography. Clinical Efficacy Assessment Project of the American College of Physicians. *Ann Intern Med.* 1997;126(12):989.
4. Shen WK, Sheldon RS, Benditt DG, et al. 2017 ACC/AHA/HRS guideline for the evaluation and management of patients with syncope: executive summary: a report of the American College of Cardiology/American Heart Association Task Force on clinical practice guidelines and the Heart Rhythm Society. *J Am Coll Cardiol.* 1 August 2017;70(5):620-663.
5. Gauer RL. Evaluation of syncope. *Am Fam Physician.* 15 September 2011;84(6):640-650.
6. American College of Physicians. *Five things physicians and patients should questions.* [Internet]. Choosing Wisely; [abril 2012; citado el 15 de junio de 2017].http://www.choosingwisely.org/societies/american-college-of-physicians/.
7. Task Force for the Diagnosis and Management of Syncope; European Society of Cardiology (ESC); European Heart Rhythm Association (EHRA); Heart Failure Association (HFA); Heart Rhythm Society (HRS), Moya A, Sutton R, Ammirati F, et al.

Guidelines for the diagnosis and management of syncope (version 2009). *Eur Heart J.* November 2009;30(21):2631-2671.

8. Quinn JV, Stiell IG, McDermott DA, Sellers KL, Kohn MA, Wells GA. Derivation of the San Francisco Syncope Rule to predict patients with short-term serious outcomes. *Ann Emerg Med.* 2004;43(2):224.

9. Brignole M, Benditt DG. *Syncope: An Evidence-Based Approach.* New York, NY: Springer Science & Business Media, 2011:5.

73. TORSIÓN TESTICULAR

1. Ta A, D'Arcy FT, Hoag N, D'Arcy JP, Lawrentschuk N. Testicular torsion and the acute scrotum: current emergency management. *Eur J Emerg Med.* June 2016;23(3):160-165.

2. Trojian TH, Lishnak TS, Heiman D. Epididymitis and orchitis: an overview. *Am Fam Physician.* 2009;79(7):583.

3. Molokwu CN, Somani BK, Goodman CM. Outcomes of scrotal exploration for acute scrotal pain suspicious of testicular torsion: a consecutive case series of 173 patients. *BJU Int.* 2011;107(6):990.

4. Livne PM, Sivan B, Karmazyn B, Ben-Meir D. Testicular torsion in the pediatric age group: diagnosis and treatment. *Pediatr Endocrinol Rev.* December 2003;1(2):128-133.

5. Rabinowitz R. The importance of the cremasteric reflex in acute scrotal swelling in children. *J Urol.* 1984;132(1):89.

6. Sharp VJ, Kieran K, Arlen AM. Testicular torsion: diagnosis, evaluation, and management. *Am Fam Physician.* 15 December 2013;88(12):835-840.

7. Pepe P, Panella P, Pennisi M, Aragona F. Does color oppler sonography improve the clinical assessment of patients with acute scrotum? *Eur J Radiol.* 2006;60(1):120.

8. Bowlin PR, Gatti JM, Murphy JP. Pediatric testicular torsion. *Surg Clin North Am.* February 2017;97(1):161-172.

9. Sheth KR, Keays M, Grimsby GM, et al. Diagnosing testicular torsion before urological consultation and imaging: validation of the TWIST score. *J Urol.* June 2016;195(6):1870-1876.

10. Sessions AE, Rabinowitz R, Hulbert WC, Goldstein MM, Mevorach RA. Testicular torsion: direction, degree, duration and disinformation. *J Urol.* 2003;169(2):663.

11. Kadish HA, Bolte RG. A retrospective review of pediatric patients with epididymitis, testicular torsion, and torsion of testicular appendages. *Pediatrics.* 1998;102(1 Pt 1):73.

12. Workowski KA, Bolan GA. Sexually transmitted diseases treatment guidelines, 2015. *MMWR Recomm Rep.* 5 June 2015;64(RR-03):1-137.

74. AMENAZA DE ABORTO

1. Strobino B, Pantel-Silverman J. Gestational vaginal bleeding and pregnancy outcome. *Am J Epidemiol.* 1989;129(4):806.

2. Dighe M, Cuevas C, Moshiri M, Dubinsky T, Dogra VS. Sonography in first trimester bleeding. *J Clin Ultrasound.* 2008;36(6):352.

3. Von Stein GA, Munsick RA, Stiver K, Ryder K. Fetomaternal hemorrhage in threatened abortion. *Obstet Gynecol.* March 1992;79(3):383-386.
4. Deutchman M1, Tubay AT, Turok D. First trimester bleeding. *Am Fam Physician.* 1 June 2009;79(11):985-994.

75. TORMENTA TIROIDEA

1. Sarlis NJ, Gourgiotis L. Thyroid emergencies. *Rev Endocr Metab Disord.* 2003;4(2):129.
2. Burch HB, Wartofsky L. Life-threatening thyrotoxicosis. Thyroid storm. *Endocrinol Metab Clin North Am.* 1993;22(2):263.
3. Akamizu T, Satoh T, Isozaki O, et al. Diagnostic criteria, clinical features, and incidence of thyroid storm based on nationwide surveys. *Thyroid.* July 2012;22(7):661-679.
4. Chiha M, Samarasinghe S, Kabaker AS. Thyroid storm: an updated review. *J Intensive Care Med.* March 2015;30(3):131-140.

76. INGESTA DE TÓXICOS

1. Bryant S, Singer J. Management of toxic exposure in children. *Emerg Med Clin North Am.* 2003;21(1):101.
2. Mofenson HC, Greensher J. The unknown poison. *Pediatrics.* 1974;54(3):336.
3. McInerny TK, Adam HM, Campbell DE, et al., eds. *American Academy of Pediatrics Textbook of Pediatric Care.* 2nd ed. Elk Grove Village, IL: American Academy of Pediatrics, 2016.
4. Linden CH. General considerations in the evaluation and treatment of poisoning. En: Rippe JM, Irwin RS, Fink MP, et al, eds. *J Intensive Care Med.* Boston, MA: Little Brown and Company, 1996:1455.
5. Ratnapalan S, Potylitsina Y, Tan LH, Roifman M, Koren G. Measuring a toddler's mouthful: toxicologic considerations. *J Pediatr.* 2003;142(6):729.
6. Winter ML, Ellis MD, Snodgrass WR. Urine fluorescence using a Wood's lamp to detect the antifreeze additive sodium fluorescein: a qualitative adjunctive test in suspected ethylene glycol ingestions. *Ann Emerg Med.* 1990;19(6):663.
7. Woolf AD. Poisoning by unknown agents. *Pediatr Rev.* 1999;20(5):166.
8. Mofenson HC, Greensher J. The unknown poison. *Pediatrics.* 1974;54(3):336.
9. Pietrzak MP, Kuffner EK, Morgan DL, et al. Clinical policy for the initial approach to patients presenting with acute toxic ingestion or dermal or inhalation exposure. *Ann Emerg Med.* June 1999;33(6):735-761.
10. Hoffman RS, Goldfrank LR. The poisoned patient with altered consciousness. Controversies in the use of a 'coma cocktail'. *JAMA.* 1995;274(7):562.
11. Tran TP, Panacek EA, Rhee KJ, Foulke GE. Response to dopamine vs norepinephrine in tricyclic antidepressant-induced hypotension. *Acad Emerg Med.* 1997;4(9):864.
12. Hollander JE. The management of cocaine-associated myocardial ischemia. *N Engl J Med.* 1995;333(19):1267.

13. Battaglia J, Moss S, Rush J, et al. Haloperidol, lorazepam, or both for psychotic agitation? A multicenter, prospective, double-blind, emergency department study. *Am J Emerg Med.* 1997;15(4):335.

14. Blake KV, Massey KL, Hendeles L, Nickerson D, Neims A. Relative efficacy of phenytoin and phenobarbital for the prevention of theophylline-induced seizures in mice. *Ann Emerg Med.* 1988;17(10):1024.

15. Chyka PA, Seger D, Krenzelok EP, Vale JA; American Academy of Clinical Toxicology; European Association of Poisons Centres and Clinical Toxicologists. Position paper: single-dose activated charcoal. *Clin Toxicol* (Phila). 2005;43(2):61.

16. Vale JA, Kulig K, American Academy of Clinical Toxicology, European Association of Poisons Centres and Clinical Toxicologists. Position paper: gastric lavage. *J Toxicol Clin Toxicol.* 2004;42(7):933-943.

17. Dart RC, Borron SW, Caravati EM, et al. Expert consensus guidelines for stocking of antidotes in hospitals that provide emergency care. *Ann Emerg Med.* 2009;54(3):386.

18. Erickson TB, Thompson TM, Lu JJ. The approach to the patient with an unknown overdose. *Emerg Med Clin North Am.* May 2007;25(2):249-281; abstract vii.

19. Bryant S, Singer J. Management of toxic exposure in children. *Emerg Med Clin North Am.* 2003;21(1):101.

20. Brett AS, Rothschild N, Gray R, Perry M. Predicting the clinical course in intentional drug overdose. Implications for use of the intensive care unit. *Arch Intern Med.* 1987;147(1):133.

21. Lee HL, Lin HJ, Yeh ST, Chi CH, Guo HR. Presentations of patients of poisoning and predictors of poisoning-related fatality: findings from a hospital-based prospective study. *BMC Public Health.* 2008;8:7.

77. INFECCIÓN RESPIRATORIA SUPERIOR

1. Kirkpatrick GL. The common cold. *Prim Care.* 1996;23(4):657.

2. Harris AM, Hicks LA, Qaseem A. Appropriate antibiotic use for acute respiratory tract infection in adults: advice for high-value care from the American College of Physicians and the Centers for Disease Control and Prevention. *Ann Intern Med.* 15 March 2016;164(6):425-434.

3. Altiner A, Wim S, Däubener W, et al. Sputum colour for diagnosis of a bacterial infection in patients with acute cough. *Scand J Prim Health Care.* 2009; 27(2):70-73.

4. Kaiser L, Lew D, Hirschel B, et al. Effects of antibiotic treatment in the subset of common-cold patients who have bacteria in nasopharyngeal secretions. *Lancet.* 1 June 1996;347(9014):1507-1510.

5. Simasek M, Blandino DA. Treatment of the common cold. *Am Fam Physician.* 15 February 2007;75(4):515-520.

6. Havas TE, Motbey JA, Gullane PJ. Prevalence of incidental abnormalities on computed tomographic scans of the paranasal sinuses. *Arch Otolaryngol Head Neck Surg.* 1988;114(8):856.

7. McBride TP, Doyle WJ, Hayden FG, Gwaltney JM Jr. Alterations of the eustachian tube, middle ear, and nose in rhinovirus infection. *Arch Otolaryngol Head Neck Surg.* 1989;115(9):1054.
8. Sharfstein JM, North M, Serwint JR. Over the counter but no longer under the radar—pediatric cough and cold medications. *N Engl J Med.* 2007;357(23):2321.
9. Singh M, Singh M, Jaiswal N, Chauhan A. Heated, humidified air for the common cold. *Cochrane Database Syst Rev.* 2017;8:CD001728.
10. Hayward G, Thompson MJ, Perera R, Del Mar CB, Glasziou PP, Heneghan CJ. Corticosteroids for the common cold. *Cochrane Database Syst Rev.* 13 October 2015;(10):CD008116.

78. RETENCIÓN URINARIA

1. Selius BA, Subedi R. Urinary retention in adults: diagnosis & initial management. *Am Fam Physician.* 1 March 2008;77(5):643-650.
2. Choong S, Emberton M. Acute urinary retention. *BJU Int.* 2000;85(2):186-201.
3. Rosenstein D, McAninch JW. Urologic emergencies. *Med Clin North Am.* 2004;88(2):495-518.
4. D'Silva KA, Dahm P, Wong CL. Does this man with lower urinary tract symptoms have bladder outlet obstruction?: the Rational Clinical Examination: a systemic review. *JAMA.* 6 August 2014;312(5):535.
5. Stevens E. Bladder ultrasound: avoiding unnecessary catherizations. *Medsurg Nurs.* 2005;14(4):249-253.
6. Nyman MA, Schwenk NM, Silverstein MD. Management of urinary retention: rapid versus gradual decompression and risk of complications. *Mayo Clin Proc.* 1997;72(10):951.
7. Niel-Weise BS, Van Den Broek PJ. Antibiotic policies for short-term catheter bladder drainage in adults. *Cochrane Database Syst Rev.* 20 Juy 2005;(3):CD005428.
8. Caine M, Pfau A, Perlberg S. The use of alpha-adrenergic blockers in benign prostatic obstruction. *Br J Urol.* 1976;48(4):255.
9. Fisher E, Subramonian K, Omar MI. The role of alpha blockers prior to removal of urethral catheter for acute urinary retention in men. *Cochrane Database Syst Rev.* 10 June 2014;(6):CD006744.
10. McConnell JD, Bruskewitz R, Walsh P, et al. The effect of finasteride on the risk of acute urinary retention and the need for surgical treatment among men with benign prostatic hyperplasia. *N Engl J Med.* 1998;338(9):557.
11. Taube M, Gajraj H. Trial without catheter following acute retention of urine. *Br J Urol.* 1989;63(2):180.
12. Marshal JR, Haber J, Josephson EB. An evidence-based approach to emergency dept management of acute urinary retention. *Emerg Med Pract.* 2014;16:1.

79. VENTILADOR

1. Rochwerg B, Brochard L, Elliott MW, et al. Official ERS/ATS clinical practice guidelines: noninvasive ventilation for acute respiratory failure. *Eur Respir J.* 31 August 2017;50(2):1602426.
2. Sweet DD, Naismith A, Keenan SP, et al. Missed opportunities for noninvasive positive pressure ventilation: a utilization review. *J Crit Care.* 2008;23(1):111.
3. American Thoracic Society, European Respiratory Society, European Society of Intensive Care Medicine, and Sociétéde Réanimation de Langue Française. International Consensus Conferences in Intensive Care Medicine: noninvasive positive pressure ventilation in acute respiratory failure. *Am J Respir Crit Care Med.* 1 January 2001;163(1):283-291.

80. VÓMITO

1. Hasler WL, Chey WD. Nausea and vomiting. *Gastroenterology.* 2003;125(6):1860.
2. American Gastroenterological Association. American Gastroenterological Association medical position statement: nausea and vomiting. *Gastroenterology.* 2001;120(1):261.
3. Brzana RJ, Koch KL. Gastroesophageal reflux disease presenting with intractable nausea. *Ann Intern Med.* 1997;126(9):704.
4. Herrell HE. Nausea and vomiting of pregnancy. *Am Fam Physician.* June 2014;89(12):965-970.
5. Harrington BC, Jimerson M, Haxton C, et al. Initial evaluation, diagnosis, and treatment of anorexia nervosa and bulimia nervosa. *Am Fam Physician.* January 2015;91(1):46-52.
6. Quigley EM, Hasler WL, Parkman HP. AGA technical review on nausea and vomiting. *Gastroenterology.* January 2001;120(1):263-286.
7. Sack U, Biereder B, Elouahidi T, Bauer K, Keller T, Tröbs RB. Diagnostic value of blood inflammatory markers for detection of acute appendicitis in children. *BMC Surg.* 2006;6:15.
8. National Collaborating Centre for Women's and Children's Health (UK). *Diarrhea and Vomiting Caused by Gastroenteritis: Diagnosis, Assessment and Management in Children Younger than 5 Years. NICE Clinical Guidelines,* No. 84. London, UK: RCOG Press, 2009.
9. Koren G. Motherisk update. Is ondansetron safe for use during pregnancy? *Can Fam Physician.* October 2012;58(10):1092-1093.
10. [Sin autores publicados]. Ondansetron looks safe in pregnancy, so far. *BMJ.* 6 March 2013;346:f1387.
11. Patanwala AE, Amini R, Hays DP, Rosen P. Antiemetic therapy for nausea and vomiting in the emergency department. *J Emerg Med.* September 2010;39(3):330-336.
12. Hines S, Steels E, Chang A, Gibbons K. Aromatherapy for treatment of postoperative nausea and vomiting. *Cochrane Database Syst Rev.* 18 April 2012;(4):CD007598.
13. Olden KW, Chepyala P. Functional nausea and vomiting. *Nat Clin Pract Gastroenterol Hepatol.* 2008;5(4):202.

81. SOBREDOSIS DE WARFARINA

1. Watt BE, Proudfoot AT, Bradberry SM, Vale JA. Anticoagulant rodenticides. *Toxicol Rev.* 2005;24(4):259.
2. Mullins ME, Brands CL, Daya MR. Unintentional pediatric superwarfarin exposures: do we really need a prothrombin time? *Pediatrics.* February 2000;105(2):402-404.
3. Bauman ME, Black K, Bauman ML, Kuhle S, Bajzar L, Massicotte MP. Warfarin induced coagulopathy in children: assessment of a conservative approach. *Arch Dis Child.* 2011;96(2):164.
4. Mahtani KR, Heneghan CJ, Nunan D, Roberts NW. Vitamin K for improved anticoagulation control in patients receiving warfarin. *Cochrane Database Syst Rev.* 15 May 2014;(5):CD009917.
5. Ansell J, Hirsh J, Hylek E, Jacobson A, Crowther M, Palareti G. Pharmacology and management of the vitamin K antagonists: American College of Chest Physicians Evidence-Based Clinical Practice Guidelines (8th Edition). *Chest.* 2008;133(6 Suppl):160S.
6. Fang MC, Go AS, Chang Y, et al. A new risk scheme to predict warfarin-associated hemorrhage: The ATRIA (Anticoagulation and Risk Factors in Atrial Fibrillation) Study. *J Am Coll Cardiol.* 2011;58(4):395.
7. Holbrook A, Schulman S, Witt DM, et al. Evidence-based management of anticoagulant therapy: antithrombotic therapy and prevention of thrombosis, 9th ed.: American College of Chest Physicians evidence-based clinical practice guidelines. *Chest.* February 2012;141(2 Suppl):e152S-e184S.
8. Garcia DA, Baglin TP, Weitz JI, Samama MM. Parenteral anticoagulants: antithrombotic therapy and prevention of thrombosis, 9th ed: American College of Chest Physicians evidence-based clinical practice guidelines. *Chest.* February 2012;141(2 Suppl):e24S-e43S.
9. Ansell J, Hirsh J, Hylek E, Jacobson A, Crowther M, Palareti G. Pharmacology and management of the vitamin K antagonists: American College of Chest Physicians evidence-based clinical practice guidelines (8th ed.). *Chest.* 2008;133(6 Suppl):160S.

CAPÍTULO 3: GASOMETRÍA ARTERIAL (GA)
Reimpreso con permiso de Chila AG. Foundations of Osteopathic Medicine. 3rd ed.
Philadelphia: Wolters Kluwer Health; 2010. Fig. 59-2.

CAPÍTULO 4: SOBREDOSIS DE ACETAMINOFÉN
Reimpreso con permiso de Rumack BH, Matthew H. Acetaminophen poisoning and
toxicity. Pediatrics 1975;55:871-876.

CAPÍTULO 5: SOPORTE VITAL CARDIACO AVANZADO PARA PARO CARDIACO
Figura 5.1 Reimpresa con permiso de Coviello JS. ECG Interpretation: An Incredibly
Easy Pocket Guide. Philadelphia: Wolters Kluwer Health; 2017.
Figura 5.2 Reimpresa con permiso de Coviello JS. ECG Interpretation: An Incredibly
Easy Pocket Guide. Philadelphia: Wolters Kluwer Health; 2017.
Figura 5.3 Reimpresa con permiso de Coviello JS. ECG Interpretation: An Incredibly
Easy Pocket Guide. Philadelphia: Wolters Kluwer Health; 2017.

CAPÍTULO 7: SÍNDROME CORONARIO AGUDO
Figura 7.1 Cortesía del Dr. Qiangjun Cai.
Tabla 7.1 Reproducida con permiso de Six AJ, Backus BE, Kelder JC. Chest pain in the
emergency room: value of the HEART score. Neth Heart J. 2008;16(6):191-196. Copyright
© 2008 Bohn Stafleu van Loghum.

CAPÍTULO 22: LESIÓN DE LA COLUMNA CERVICAL
Datos de: Hoffman JR et al. Validity of a set of clinical criteria to rule out injury to the cervical
spine in patients with blunt trauma. National Emergency-Radiography Utilization
Study Group. N Engl J Med 2000;343 and Stiell IG et al. The Canadian C-spine rule for
radiography in alert and stable trauma patients. JAMA 2001;286:1841. En: Court-Brown
CM, Heckman JD, McQueen MM, et al. Rockwood and Green's Fractures in Adults.
Philadelphia: Wolters Kluwer Health; 2015.

CAPÍTULO 23: ENFERMEDAD VASCULAR CEREBRAL (EVC)
Cortesía del National Institute of Neurological Disorders and Stroke (NINDS).

CAPÍTULO 25: ABSCESO DENTAL
Reimpreso con permiso de Wilkins E. Clinical Practice of the Dental Hygienist. 12th ed.
Philadelphia: Wolters Kluwer Health; 2017.

CAPÍTULO 79: VENTILADOR
Vuelto a publicar con permiso de Daedalus Enterprises Inc. de Medoff BD. Invasive and
Noninvasive Ventilation in Patients With Asthma. Respir Care. 2008;53(6):740-748;
discussion 749-750; permiso transmitido a través de Copyright Clearance Center, Inc.

Nota: los números de páginas seguidas por "*f*" y "*t*" se refieren a figuras y tablas, respectivamente.

Índice

Índice

Índice

Índice

Índice

Índice